Samadrita Paul
Balaji P
Poornima C

Imagiologia de implantes dentários

Samadrita Paul
Balaji P
Poornima C

Imagiologia de implantes dentários

ScienciaScripts

Imprint

Cover image: www.ingimage.com

This book is a translation from the original published under ISBN 978-620-7-65420-8.

Publisher:
Sciencia Scripts
is a trademark of
Dodo Books Indian Ocean Ltd. and OmniScriptum S.R.L publishing group

120 High Road, East Finchley, London, N2 9ED, United Kingdom
Str. Armeneasca 28/1, office 1, Chisinau MD-2012, Republic of Moldova, Europe
Managing Directors: Ieva Konstantinova, Victoria Ursu
info@omniscriptum.com

Printed at: see last page
ISBN: 978-620-8-55870-3

Conteúdo

AGRADECIMENTOS

"A melhor saída é sempre através - Robert Frost"

Em primeiro lugar, quero agradecer ao poder divino por tudo o que tenho hoje na minha vida, por me ter dado o zelo e o gosto de ultrapassar todos os impedimentos e por me ter feito caminhar.

A expedição até agora é inteiramente dedicada aos meus pais, **Dr. Sukomal Paul** e **Sra. Chitra Bhowmik**, que me tornaram imensamente capaz de enfrentar quaisquer obstáculos e por serem sempre as minhas constantes. Gostaria também de agradecer à minha querida irmã **Sagarika Paul** e ao meu cunhado mais fixe**, Gitesh Das,** por terem sido sempre o pilar de apoio durante toda a minha viagem. A minha sobrinha **Gitika Das**, sendo o membro mais novo da minha família, tem sido a minha maior líder de claque. **Dr. B Mathivanan, a Sra. Sujatha M** e a minha querida cunhada **Dra. Nischitha M**. A sua presença inabalável tem sido uma fonte constante de encorajamento e estabilidade, juntamente com o seu amor sem limites, encorajamento e sacrifícios, que têm sido a base das minhas actividades académicas. A sua crença nas minhas capacidades tem sido uma fonte de força e inspiração ao longo de todo este percurso. Por último, mas não menos importante, gostaria de agradecer ao meu marido**, Dr. Deshik M**., que desempenhou um papel fundamental ao fazer-me ultrapassar os meus limites, dando-me força para lutar pela excelência. A sua dedicação inabalável para me motivar, inspirando-me a apontar continuamente mais alto, tem servido como um farol de força, incutindo em mim a confiança para enfrentar os desafios com coragem e aproveitar as oportunidades com uma determinação inabalável. O seu apoio inabalável e a sua confiança resoluta em mim têm sido os pilares do meu sucesso, pelo que estou verdadeiramente grato.

Os meus agradecimentos ao **Sr. A.C. Shanmugam,** Presidente do Grupo de instituições Rajarajeswari, por ter dado a oportunidade de estudar nesta estimada instituição. Estou imensamente grato ao nosso respeitado reitor, **Dr. Edwin Devadoss**, e ao nosso diretor**, Dr. Girish H.C.**, por disponibilizarem todas as instalações para os nossos fins académicos e pelo seu constante encorajamento e apoio.

Considero que é um privilégio máximo e ofereço a minha mais profunda gratidão à minha estimada Professora e Diretora do Departamento**, Dra. Poornima C,** pela sua paciência e orientação valiosa desde o início até ao processo de redação deste projeto e pela sua busca constante da perfeição, que me ajudou a realizar e a atingir os padrões deste trabalho de investigação.

Ficarei sempre em dívida para com o meu guia**, o Dr. Balaji. P,** Professor, Departamento de Medicina Oral e Radiologia, Rajarajeswari Dental College & Hospital, pela sua paciência e orientação constante ao longo de todo o percurso. As suas ideias de acessibilidade e as suas sugestões intemporais para o melhoramento académico mudaram a minha visão sobre o assunto.

Expresso os meus sinceros agradecimentos às outras faculdades do departamento de medicina oral e radiologia, ***Dr. Sowbhagya MB, Dr. Poornima G, Dr. Mahesh Kumar T S, Dr. Prarthana*** *e* ***Dr. Anuroopa****, por serem pessoas entusiastas em qualquer altura e por me enriquecerem com os seus conhecimentos inesgotáveis.*

Gostaria de agradecer à minha superior, ***a Dra. Syeda Muskan Jan****, por estar sempre presente e partilhar comigo as suas experiências e conhecimentos. Agradeço à minha colega de grupo,* ***a Dra. D Bhavishya****, pela sua companhia ao longo de todo o percurso.*

Por último, um agradecimento especial aos meus amigos especiais que me apoiam e me rodeiam. Obrigado por estarem sempre presentes e me encorajarem em todos os aspectos.

Dr. Samadrita Paul

INTRODUÇÃO

O que os olhos não vêem e a mente não sabe, não existe

DH Lawrence

Ao longo da história, os seres humanos perderam os seus dentes naturais devido a uma variedade de factores que incluem traumatismos e problemas dentários, tais como cáries, doenças periodontais ou, naturalmente, devido à idade avançada.[1,2] Quando um dente é perdido, a função mastigatória fica diminuída e o osso subjacente dos maxilares pode perder lentamente a sua massa e densidade, levando a fracturas da mandíbula e à redução da dimensão vertical do meio da face. O edentulismo por um período prolongado pode causar alterações na aparência anatómica e física da pessoa, que variam de indivíduo para indivíduo[1,2,3].

Para a substituição protética de um dente perdido, a idade e o estado geral de saúde do paciente são críticos, a condição da dentição remanescente, o seu alinhamento na cavidade oral e o seu suporte periodontal são também factores importantes. Juntamente com todos os factores acima referidos, o custo relativo, a necessidade e a funcionalidade determinam o plano de tratamento para esse paciente em particular[1,2].

Toda a perspetiva de edentulismo e, por sua vez, a satisfação de usar uma prótese removível ou completa será, no futuro, influenciada pelas tendências actuais, que não são mais do que implantes dentários recentemente popularizados entre a população geriátrica[4,5].

Após a avaliação clínica, a imagiologia do local do implante é essencial para a avaliação do suporte ósseo, da qualidade e da densidade da área edêntula.[6] Para a avaliação dos locais receptores de implantes, têm sido defendidos vários métodos radiográficos intra-orais e extra-orais: radiografia periapical seguida de oclusal, panorâmica e tomografia de movimento, todas elas com projeção 2D (bidimensional).[5] São eliminadas várias armadilhas das técnicas tradicionais de radiografia 2D, como a sobreposição anatómica e a distorção; por conseguinte, podem ser comuns possíveis complicações, como a perfuração dos seios maxilares, a lesão do feixe neurovascular, etc. As avaliações ósseas pré-implantares têm de ter caraterísticas essenciais, que incluem a capacidade de avaliar e visualizar o local do implante recetor nas dimensões vestibulolingual, mesiodistal e supero-inferior; potencial para avaliação da espessura cortical e da densidade óssea; permitindo medições precisas e, mais importante ainda, a acessibilidade do paciente. Devido à sua elevada resolução espacial, as imagens de CBCT/CT não invasivas e rápidas permitem a medição adequada do comprimento e da largura do rebordo alveolar[5,6].

A técnica mais explícita para a avaliação pré-operatória da colocação de implantes dentários é, sem dúvida, a tomografia computorizada (TC), que foi recentemente substituída pela tomografia computorizada de feixe cónico [4]. Na região maxilofacial, a TCFC é preferida à TC para o diagnóstico radiográfico, uma vez que a TC é dispendiosa e tem uma elevada dose de radiação. A TC multiplanar e a TCFC podem demonstrar a localização de estruturas anatómicas adjacentes importantes (por exemplo, nervo dentário inferior, canal mandibular, forame mental, forame incisivo, seio maxilar), a quantidade de osso em três dimensões e a qualidade do osso disponível com uma distorção geométrica insignificante[5,6].

O objetivo desta dissertação bibliográfica é discutir a adequação da técnica radiográfica apropriada para a colocação de implantes dentários e o seu prognóstico.

CAPÍTULO 1

OSSO

O osso é um tecido conjuntivo mineralizado especializado com as funções de suporte mecânico, proteção, inserção de músculos e reserva de iões para a manutenção da homeostase mineral no organismo.[7]

A. Principais componentes celulares: -

a) Osteoblastos - São também chamados de células formadoras de osso. São diferenciadas a partir de células estaminais mesenquimatosas, que migram para a região local, segregando proteínas chamadas osteóides na matriz não mineralizada que, mais tarde, se torna mineralizada a partir da acumulação de fosfato de cálcio como hidroxiapatite.[7] Os osteoblastos são responsáveis pela produção de importantes citocinas, como osteopontina, osteocalcina, sialoproteína óssea, osteonectina, fosfatase alcalina, fator de crescimento semelhante à insulina I e II, grande quantidade de colágeno tipo I, fator de crescimento transformador beta (TGF-β) e proteínas morfogenéticas ósseas (BMPs), que estão envolvidas na deposição e organização da matriz óssea e na sua mineralização.[7] Por esta razão, algumas destas proteínas, em combinação com materiais substitutos do osso, células ou scaffolds, têm sido sugeridas com resultados encorajadores para promover a regeneração óssea para a correta colocação de implantes tridimensionais (3D).[7]

b) Osteócitos - células gigantes multi-nucleadas formadas a partir da fusão de células precursoras de monócitos/macrófagos na área da medula óssea adjacente à superfície óssea.[5] São responsáveis pela comunicação entre outros osteócitos com a ajuda de organelos e são capazes de detetar alterações metabólicas. Estas células actuam como mecano-sensores libertando moléculas sinalizadoras que promovem actividades ósseas anabólicas/catabólicas como o RANKL (recetor activator of nuclear fator kappa-B ligand), responsável pelo recrutamento de osteoclastos e assumem uma organização 3D que melhora as propriedades mecânicas deste tecido submetido a carga mastigatória.[7]

B. Composição do osso[7](Figura 1): -

a) Componente mineral - Compreende 67% do volume total do osso e é constituído por $Ca_{10}(PO_4)_6OH_2$, hidroxiapatite óssea, como potássio, fósforo, sódio, carbonato, magnésio, cloreto e flúor.

b) A parte orgânica, juntamente com a água, compreende os restantes 33%

do volume do osso. É também constituído por[7]: -

- 90% de colagénio tipo 1
- Proteínas não colagénicas

O osso tem uma macroestrutura esponjosa ou cortical; inclui os sistemas Haversianos, as trabéculas e os osteões. Anatomicamente, o osso cortical é essencialmente compacto e sofre menos remodelações do que o osso esponjoso, que é formado por trabéculas que definem os espaços da medula óssea: uma malha.[7]

Os ossos maxilares são constituídos por processo alveolar e osso basal **(Figura 2)**. O **processo alveolar** pode ainda ser classificado em: -

a) **Osso alveolar propriamente dito (ABP)** - Uma fina lamela de osso que circunda a raiz do dente e dá fixação às fibras principais do ligamento periodontal.[9]

b) **O osso alveolar de suporte (SAB)** é o osso que dá suporte ao alvéolo e rodeia o osso alveolar propriamente dito. Este osso pode ser classificado em: -

i. A placa cortical é um osso compacto e forma as placas exterior e interior dos processos alveolares

ii. O osso esponjoso preenche a área entre estas placas e o osso alveolar propriamente dito.[9]

a) Osso alveolar propriamente dito: -

Ela forma a parede interna do alvéolo, perfurada por muitas aberturas de nervos interalveolares e vasos sanguíneos para o ligamento periodontal, e por isso é chamada de placa cribriforme ou lâmina cribriforme. O termo "osso feixe" foi cunhado por Stein e Weinmann apenas porque os feixes das fibras principais continuam no osso como fibras de Sharpey[9].

b) Osso alveolar de suporte i. **Osso cortical/placa**: -

O osso cortical é o osso compacto na superfície de qualquer osso.[10] É mais espesso e mais denso na mandíbula do que na maxila. São mais espessas na região dos molares e pré-molares da mandíbula, especialmente na face vestibular. Na maxila, é perfurado por muitas pequenas aberturas através das quais passam vasos linfáticos e sangue. O osso de suporte na maxila e mandíbula anteriores é geralmente muito fino, sem a presença de qualquer osso esponjoso, e a placa cortical funde-se com o osso alveolar propriamente dito, nomeadamente nas áreas das regiões pré-molares e molares da maxila[8].

11. **Osso esponjoso/Spongiosa**: -

a) O osso esponjoso é o osso que tem uma estrutura reticular, esponjosa ou semelhante a uma rede[9].

b) As trabéculas ósseas são espículas ósseas anastomosadas no osso esponjoso que formam uma rede de espaços intercomunicantes preenchidos com tecido conjuntivo .[9]

Com base na aparência radiográfica, a esponjosa do processo alveolar é classificada em dois tipos principais que mostram uma variação no tamanho dos espaços medulares e na espessura das trabéculas.[10]

a) **Tipo I - Padrão em escada** - É comum na mandíbula; as trabéculas inter-radiculares e interdentárias são regulares, horizontais, mostrando uma disposição em escada com padrão de trajetória do osso esponjoso[10].

b) **Tipo II - Padrão irregular** - É comum na maxila, apresenta trabéculas inter-radiculares e interdentárias irregularmente dispostas, numerosas e delicadas, e carece de um padrão de trajetória distinto, compensado por um maior número de trabéculas numa determinada área[10,11].

C.Remodelação e cicatrização óssea (Figura 3)[11,12]: -

A remodelação óssea é um processo pelo qual o osso é constantemente removido e substituído por osso novo. Estes dois eventos distintos, reabsorção e formação, estão bem coordenados temporal e espacialmente para manter a integridade do esqueleto; a sua desregulação está associada a doenças ósseas nos maxilares.[11] Remodelação óssea: -

No processo de remodelação óssea coexistem duas actividades opostas: a) Degradação e reabsorção dos tecidos pelos osteoclastos e b) Deposição de osso novo pelos osteoblastos

D. Osseointegração (Figura 4): -

A terminologia osseointegração deriva da palavra latina que consiste em "os" para osso e "integração" que significa o estado de ser combinado num todo completo[10,11].

O Professor Per-Ingvar Branemark definiu-a "como um contacto direto entre o osso e os implantes metálicos, sem camadas de tecidos moles interpostas" (1969). Mais tarde foi modificado "como uma ligação estrutural e funcional direta entre o osso ordenado e vivo e a superfície de um implante de suporte de carga".[12,13]

Meffert, et al (1987) redefiniram e subdividiram a osseointegração: -

> Osteointegração adaptativa: Tecido ósseo que se aproxima da

superfície do implante sem interface aparente de tecido mole ao nível do microscópio ótico.

> Biointegração: Uma fixação bioquímica direta da superfície óssea confirmada ao nível da microscopia eletrónica.

O resultado primário para determinar o sucesso dos implantes depende da osteointegração, que leva a um contacto íntimo entre o osso recém formado e o implante. Os eventos moleculares e celulares que ocorrem após a preparação e colocação do implante conduzem a um contacto íntimo entre o osso recém-formado, que replica o padrão de deposição do osso durante a cicatrização da fratura.[10] As fases da osteointegração e os factores que a influenciam estão representados na **Figura 5**. Os diferentes tipos de materiais de implantes dentários e a sua osseointegração com o osso estão representados na **Tabela 1**.[14]

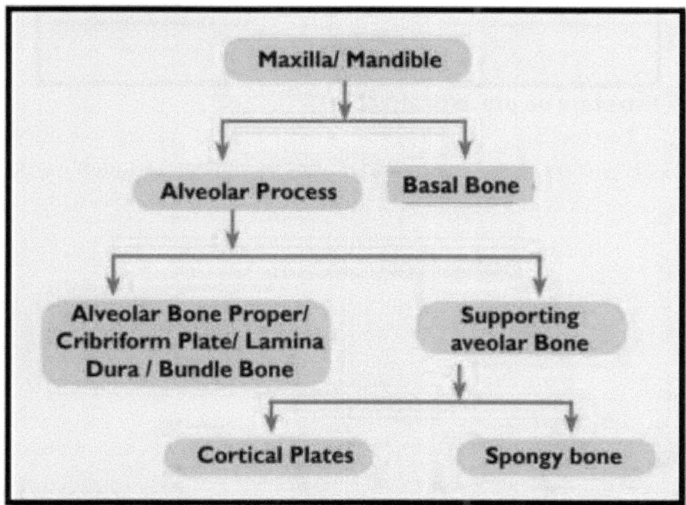

Figura 1: - Composição do osso alveolar

Cortesia: - Peeran SW, Ramalingam K. Essentials of periodontics & oral implantology (Fundamentos de periodontia e implantologia oral). Publicação Saranraj JPS. 2021.

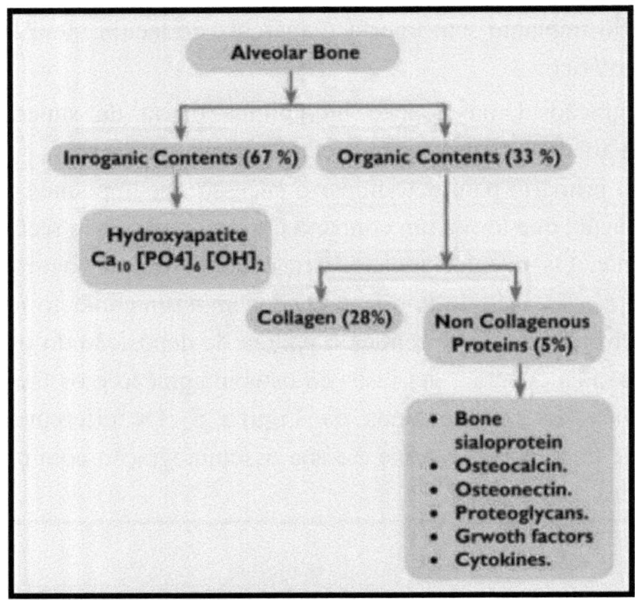

Figura 2: - Estrutura do processo alveolar

Cortesia: - Peeran SW, Ramalingam K. Essentials of periodontics & oral implantology (Fundamentos de periodontia e implantologia oral). Publicação Saranraj JPS. 2021.

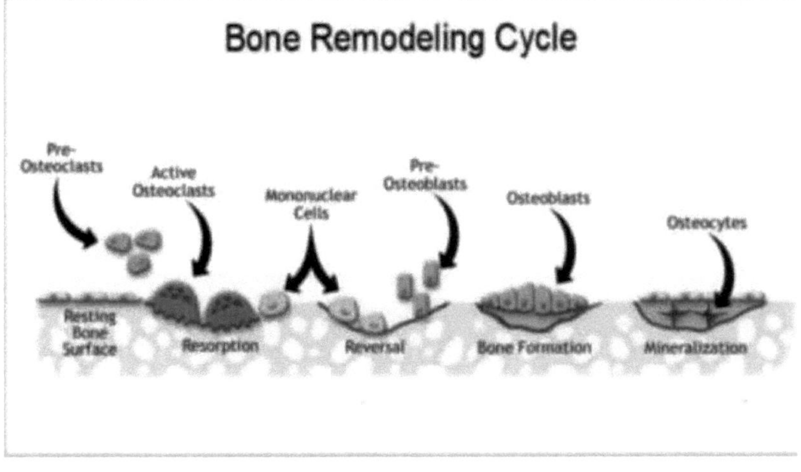

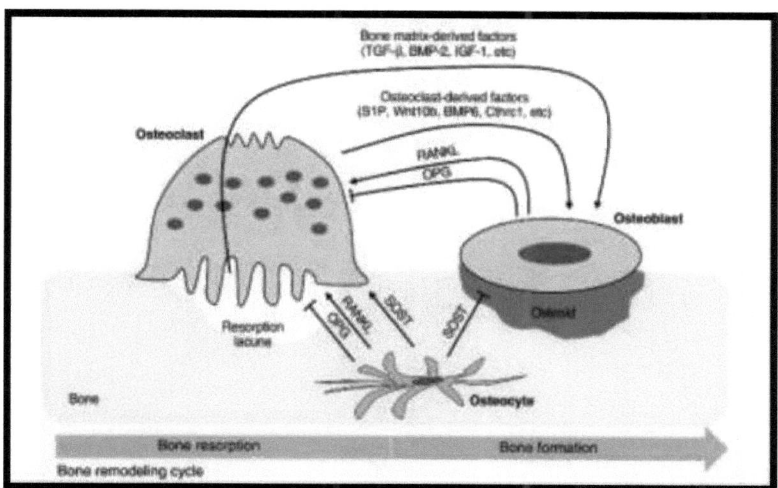

Figura 3: - Remodelação óssea

Cortesia: - Omi M, Mishina Y. Roles of osteoclasts in alveolar bone remodeling. genesis. 2022;60(8-9): e23490.

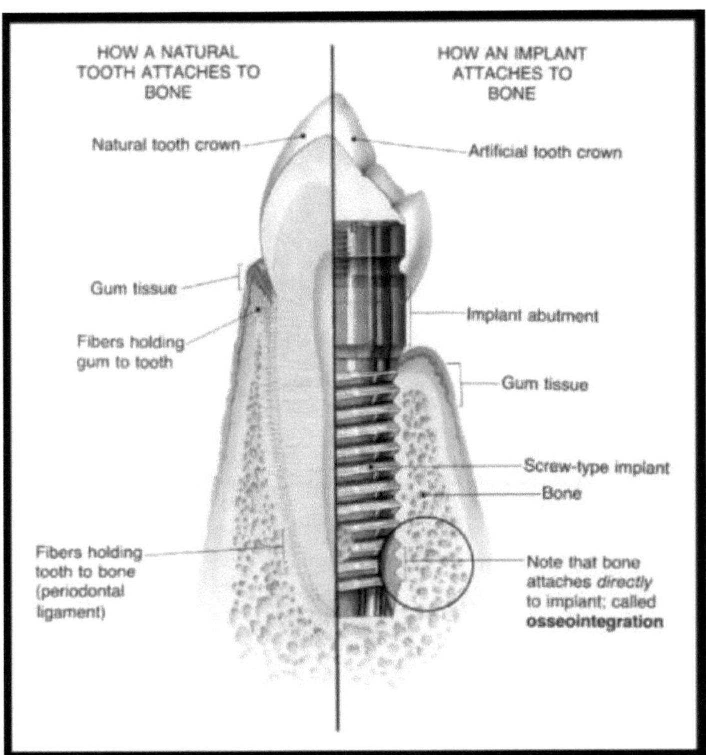

rFigura **4: - Osteointegração**

Cortesia: - Peerán SW, Ramalingam K. ¡

i Essentials of periodontics & oral implantology (Fundamentos de periodontia e implantologia oral). ι i Publicação Saranraj JPS. 2021. j

Fases da cura	Influência da superfície do implante na osseointegração
Cicatrização pós-operatória imediata e fase inicial de cicatrização	A formação do óxido de titânio, a adsorção, a adesão das proteínas plasmáticas e o coágulo sofrem a influência da microtomografia e das propriedades físico-químicas da superfície do implante. O tratamento do implante pode melhorar a afinidade com o coágulo, levando a uma maior e mais rápida deposição de matriz osteoide.
3-4 dias após a cirurgia	Maior número de células semelhantes a fibroblastos e um melhor metabolismo dos tecidos na superfície rugosa do implante em comparação com a maquinada. Foi também encontrada uma maior expressão de genes de formação e reabsorção óssea quando se compararam as superfícies activas com os implantes maquinados, enquanto os implantes maquinados apresentaram uma maior expressão de marcadores pró-inflamatórios.
1 semana após a cirurgia	Células semelhantes a fibroblastos observadas em implantes maquinados. Nas superfícies activas, foram observadas células cubóides de tipo osteoblástico a produzir matriz osteoide.
2-4 semanas após a cirurgia	Maior quantidade de osso recém-formado nas superfícies de titânio activas do que nas maquinadas.

Figura 5: - Fases da osteointegração
Cortesia: -. Peeran SW, Ramalingam K. Essentials of periodontics & oral implantology. Publicação Saranraj JPS. 2021.

Tabela 1: - Tipos de implantes dentários e sua osseointegração

SL. Não.	Tipos	Caraterísticas	Osteointegração
1.	Titânio	1. Vasta gama de aplicações biomédicas 2. Maior biocompatibilidade e potencial osteogénico 3. Apresentam boa resistência, tenacidade, fluência, resistência à corrosão e soldabilidade	1. A taxa de osseointegração nos implantes dentários de Ti está relacionada com as suas propriedades de superfície, tais como a composição da superfície, a hidrofilicidade, e rugosidade da superfície 2. Foram efectuadas modificações para aumentar a osseointegração dos implantes dentários de titânio: - a) Método de pulverização por plasma b) Método de jato de areia c) Gravura química d) Anodização e) Revestimentos

			antibacterianos
2.	Zircónio	1. Cada vez mais utilizados em medicina dentária, em resultado das limitações dos materiais existentes, como o Ti, e da procura de alternativas sem metal.	1. O zircónio espectáculos níveis aceitáveis de osseointegração, continua a ser inferior ao Ti. 2. Principais abordagens utilizadas para modificar a superfície As propriedades dos implantes dentários de zircónio incluem: - a. abrasão de partículas, b. selectiva gravura por infiltração (SIE),
		2. Mais prevalente na prática clínica devido à sua força superior e resistência à fratura. 3. Os pilares de zircónia têm uma cor mais próxima da dos dentes naturais, ao mesmo tempo que têm excelentes propriedades mecânicas e potencial de osseointegração. 4. Os implantes de zircónio têm uma excelente resistência mecânica e suportam a carga fisiológica do músculo mastigatório.	c. fusão por pulverização catódica, d. revestimentos bioactivos, e. ligação química, e f laser

		5. O mais popular em medicina dentária é	
		Policristais de zircónia tetragonal dopados com catiões de ítrio (3Y-TZP), zircónia parcialmente estabilizada dopada com catiões de magnésio (Mg- PSZ) e alumina endurecida com zircónia (ZTA).	
3.	Mercado de poliésteres um (PEEK)	1. Um polímero de elevado desempenho é uma estrutura semicristalina, linear, policíclica, aromática e termoplástica. 2. Os métodos de obtenção de implantes PEEK e de modificações da superfície são a moldagem por injeção, o pó	1. Foi demonstrado que o PEEK tem menos atividade osteocondutora do que o Ti em imagens histológicas. Os implantes PEEK têm uma interface de superfície de tecido mais fibroso do que os implantes de Ti. 2. São aplicados tratamentos de superfície à escala nanométrica para melhorar as propriedades de superfície dos materiais PEEK e para integrar melhor o implante no osso. Os revestimentos incluem: - a. Tio2 b. Hidroxiapatite (HA), e alguns
		metalurgia, extrusão, granalhagem, oxidação anódica,	modificações para produzir nanocompósitos bioactivos de PEEK após alteração do conteúdo químico.

		tratamento alcalino, gravura ácida, impressão 3D, revestimento, tratamento de plasma e adição.	c. Os tratamentos com luz UV e plasma de oxigénio podem aumentar a ligação, a proliferação e a viabilidade das células dos tecidos moles nas superfícies de PEEK.
4.	Biocerâmica de nitreto de silício	1. Apresenta propriedades mecânicas promissoras (como dureza, resistência, resistência ao desgaste) e propriedades físicas (como estabilidade a altas temperaturas, resistência ao choque térmico). 2. O si3n4 de qualidade médica é estável, biocompatível	1. Apresentou biocompatibilidade limitada 2. Maior estética, melhor osseointegração, natureza biocompatível, propriedade antibacteriana, juntamente com elevada resistência ao desgaste e produtos corrosivos sem metal fazem do SiN um bom candidato potencial para implantes dentários
		e material parcialmente radiolucente	

CAPÍTULO 2

AVALIAÇÃO RADIOGRÁFICA DA QUALIDADE DO OSSO ALVEOLAR

QUALIDADE ÓSSEA ALVEOLAR

A melhor opção para a substituição de dentes em falta são os implantes dentários. A qualidade e a quantidade do osso alveolar determinam o sucesso do implante dentário. Um pré-requisito importante para a colocação de um implante dentário depende da avaliação das dimensões do osso alveolar.[15] O termo qualidade óssea é comummente utilizado no tratamento com implantes e em relatórios sobre o sucesso e insucesso dos implantes.[16] A qualidade e quantidade de osso alveolar residual terão impacto na seleção dos implantes no que diz respeito ao seu tipo, diâmetro, comprimento e número.[12] A qualidade óssea engloba outros factores para além da densidade óssea, tais como o tamanho do esqueleto, a arquitetura e orientação tridimensional das trabéculas e as propriedades da matriz. A qualidade do osso não é apenas uma questão de conteúdo mineral, mas também de estrutura. A qualidade e a quantidade de osso disponível no local do implante são factores locais muito importantes para o paciente na determinação do sucesso dos implantes dentários, que dependem em grande medida do volume e da qualidade do osso circundante aquando do planeamento do tratamento com implantes[16,17].

A. Classificação da qualidade do osso

Os ossos maxilares são classificados com base na qualidade do osso por vários autores. As classificações mais aceites são as seguintes -

A) Lekholm & Zarb

B) Densidade óssea Misch

C) Lindhe et al

D) Misch e Judy

Classificação óssea relacionada com a implantologia dentária: -

A) **<u>Classificação do osso alveolar de Lekholm e Zarb (Figura 6)19</u>**: - Neste sistema, o osso alveolar foi dividido em 4 classes:

> Quase todo o maxilar é composto por osso compacto homogéneo.

> Uma camada espessa de osso compacto rodeia um núcleo de osso trabecular denso.

> Uma fina camada de osso compacto envolve um núcleo de osso

trabecular denso de resistência favorável.

> Uma fina camada de osso compacto envolve um núcleo de osso trabecular de baixa densidade .

B) **Método de classificação do osso alveolar de Lindh et al**[19]

Um método recente de classificação baseado em radiografias periapicais que classifica o osso medular como: -

- Densa
- Esparso e
- Trabeculação densa e esparsa alternada.

C) **Classificação da densidade óssea de Misch (1988) (Figura 7)**[10,11,20]: -

> D1: Osso cortical denso

> D2: Osso cortical espesso, denso a poroso, na crista e osso trabecular grosseiro no interior.

> D3: Osso cortical fino e poroso na crista e osso trabecular fino no interior.

> D4: Osso trabecular fino

> D5: Osso imaturo, não mineralizado.

O tipo de osso homogéneo e denso D1 apresenta várias vantagens para a implantologia dentária.

a. O osso lamelar cortical pode cicatrizar com pouca formação de tecido ósseo provisório, garantindo uma excelente resistência óssea durante a cicatrização junto ao implante.

b. O osso mais forte também beneficia do maior contacto osso-implante. São transmitidas menos tensões ao terço apical dos implantes do que a outros tipos de osso.

c. O osso D1 tem menos vasos sanguíneos do que os outros três tipos e, por conseguinte, é mais dependente do periósteo para a sua nutrição. O osso cortical recebe do periósteo o terço exterior de todo o seu fornecimento arterial e venoso e a capacidade de regeneração é prejudicada devido à fraca circulação sanguínea, sendo também frequentemente gerado mais calor na porção apical do osso D1.

d. Encontrada na mandíbula anterior com reabsorção moderada a grave

e. O osso cortical necessita de mais tempo de cicatrização do que o osso trabecular devido à má circulação sanguínea.

f. A interface do osso lamelar (forma-se lentamente a 0,6 microns por

dia) ocorre durante o processo de cicatrização em vez do osso tecido (forma-se rapidamente a 80 a
50µm/dia) após o traumatismo inicial. Pode ser necessário um período de cicatrização de 5 meses para completar o processo de cicatrização

g. A carga protética do osso D1 começa muito cedo devido à sua excelente capacidade de suporte de carga do osso e ao contacto perfeito entre o osso e o implante.

h. Contacto osso-implante (BIC) =80%.

O D2 é uma combinação de osso cortical denso a poroso na crista e osso trabecular grosseiro no interior, o que proporciona uma excelente cicatrização da interface do implante e a osteointegração é muito previsível. O fornecimento de sangue intraósseo permite a hemorragia durante a osteotomia, o que ajuda a controlar o sobreaquecimento durante a preparação e é muito benéfico para a cicatrização da interface osso-implante.

Encontrado na mandíbula anterior e posterior.

b. O excelente suprimento sanguíneo e a fixação inicial rígida do osso trabecular permitem uma cicatrização óssea adequada em quatro meses.

c. BIC = 70%

O D3 é composto por osso cortical poroso mais fino na crista e por osso trabecular fino na crista, o que tem algumas desvantagens que incluem: -

a. A trabécula é aproximadamente 50% mais fraca do que a do osso D2.

b. A maxila anterior D3 é geralmente menos larga do que a sua contraparte mandibular D3.

c. O contacto osso-implante também é menos favorável no osso D3. Os factores aditivos podem aumentar o risco de fracasso do implante.

d. Encontrado no maxilar anterior

e. Aproximadamente 6 meses é o período de tempo para a cicatrização automática. A interface real do implante desenvolve-se mais rapidamente do que o osso D2; no entanto, o tempo prolongado permite que o fenómeno de aceleração regional (RAP) da cirurgia do implante inicie a formação de mais osso trabecular. A mineralização óssea mais avançada em 2 meses adicionais também aumenta a sua resistência antes da carga.

f. BIC = 50%

O osso D4 tem muito pouca densidade e pouco ou nenhum osso cortical crestal. É o espetro oposto do D1 (osso cortical denso). As trabéculas ósseas podem ser até 10 vezes mais fracas do que o osso cortical de D1. O contacto osso-implante após a carga inicial é frequentemente inferior a 25%. As trabéculas ósseas são escassas e, como resultado, a fixação inicial de qualquer desenho de implante representa um desafio cirúrgico.[15]

a. Encontrado na parte posterior da maxila
b. A sequência de carga óssea progressiva e a cicatrização para o osso D4 requerem mais tempo do que quaisquer outros três tipos D1, D2 e D3, pelo que se sugere um período de cicatrização sem perturbações de oito meses[11,12].

As caraterísticas dos vários tipos de ossos, de acordo com a classificação da densidade óssea de Misch, são apresentadas no **Quadro 2**.[21]

Em **1985**, **Misch e Judy** apresentaram uma classificação do osso disponível para a inserção de implantes dentários, semelhante em ambas as arcadas **(Figura 8).**[19]

1. Divisão A (osso abundante)
a. 5 mm ou mais de largura
b. 12 mm ou mais de altura
c. 7 mm ou mais de comprimento
d. Menos de 30° de angulação
e. 15 mm ou menos de altura da coroa

2. Divisão B (pouco adequada)
a. 2,5-5 mm de largura (B+: 4-5 mm; B-: 2,5-4 mm)
b. 12 mm ou mais de altura
c. 6 mm ou mais de comprimento
d. Menos de 20° de angulação
e. 15 mm ou menos de altura de copa.

3. Divisão C (osso comprometido)
a. 0-2,5 mm de largura (osso C-w)
b. Menos de 12 mm de altura (osso C-h)
c. Mais de 30° de angulação (osso C-a)
d. Mais de 15 mm de altura da coroa.

4. Osso da divisão D (osso deficiente)

Este é o osso com atrofia grave, representado por perda óssea basal, mandíbula fina como um lápis e maxila plana, com mais de 20 mm de altura de coroa.

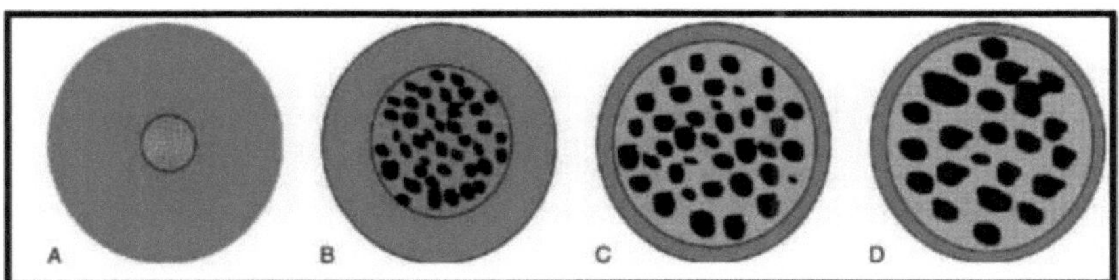

Figura 6: - Classificação de Lekhom e Zarb das qualidades dos ossos maxilares - (A) osso de qualidade 1, (B) osso de qualidade 2, (C) osso de qualidade 3 e (D) osso de qualidade 4 Courtesy: -. Singh AV. Implantologia clínica. Elsevier Health Sciences; 2013. ¡

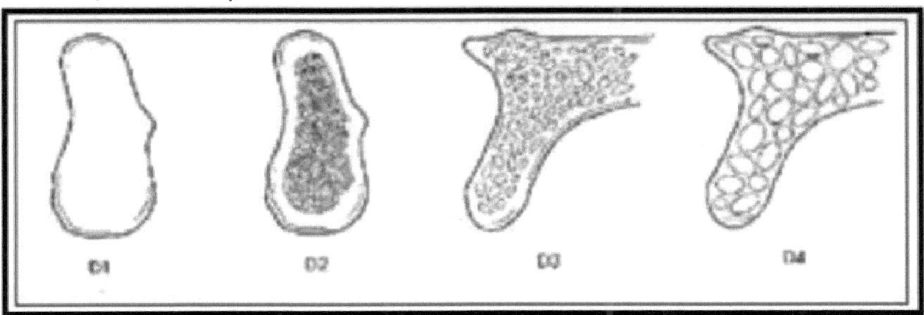

Figura 7: - Classificação da densidade óssea de Misch
Cortesia: -. Nandal S, Ghalaut P Shekhawat H, Nagar P. Osseointegração em implantes dentários: uma revisão da literatura. Indian J Applied Research 2014;7(4):411-3.

Pontos-chave	**D1**	**D2**	**D3**	**D4**
1. Densidade óssea	Muito elevado	Elevado	Baixo	Muito baixo
2. resistência óssea	Muito elevado	Elevado	Baixo	Muito baixo
3. vascularização e cicatrização óssea	Mais pobres	Médio	Bom	Mais alto
4. geração de calor/ sobreaquecimento do osso durante a perfuração	Muito elevado	Elevado	Baixo	Muito baixo
5.Recomendação de velocidade de perfuração	2000-2500 rpm	1500-2000 rpm	1200-1500 rpm	800-1200 rpm
6.Recomendação fluxo de soro fisiológico/refrigerante durante a perfuração	Máximo	Médio	Médio	Mínimo

7. possibilidades de necrose óssea por pressão	Máximo	Médio	Baixo	Mínimo
8.Bone tapping	Necessário	Necessário	Opcional	Não é necessário
9.Desenho recomendado da rosca do implante	Implante com rosca rasa	Qualquer desenho de linha	Qualquer desenho de linha	Roscas mais profundas com valor de passo elevado
10. período de cicatrização do implante	2-3 meses	3-4 meses	4-6 meses	6-8 meses
11. posicionamento da plataforma do implante	Ao nível da crista	Ao nível da crista	Ao nível da crista	Submersa 0,51 mm apicalmente à crista da crista
12. condensação óssea lateral com osteótomos	Não efectuado	Não é necessário	Opcional	Obrigatório
13. colocação de implantes não submersos	Pode ser feito	Pode ser feito	Deve ser evitado	Contraindicado
14.estabilidade primária do implante	Mais alto	Médio	Baixa	Mais baixo
15. carga imediata/precoce do implante	Pode ser feito	Pode ser feito	Deve ser evitado	Contraindicado
16. carga óssea progressiva	Não é necessário	Opcional	Opcional	Indicado
17. número de implantes necessários para próteses de implantes múltiplos	N.º mínimo de implantes	Média N.º de implantes	Maior número de implantes	N.º máximo de implantes
18. prótese cantilédrica	Pode ser administrado	Pode ser administrado	Deve ser evitado	Contraindicado
19. falha do implante	Insucesso cirúrgico mais elevado	Baixa	Baixa	Falha protética mais elevada

Quadro 2: - Caraterísticas dos vários tipos de ossos segundo a classificação da densidade óssea de Misch

Cortesia: -. Singh AV Implantologia clínica. Elsevier Ciências da Saúde; 2013.

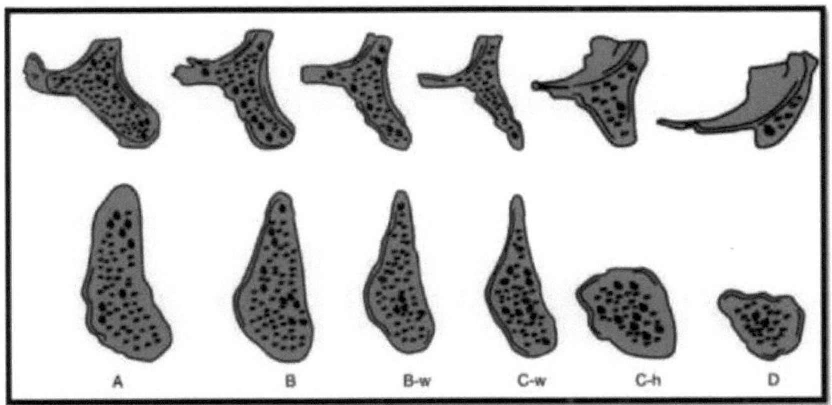

Figura 8: - Classificação de Misch e Judy da disponibilidade óssea (Divisões A, B, C e D): Divisão A (osso abundante), Divisão B (osso insuficiente), Divisão C (osso comprometido), Divisão D (osso deficiente), w (largura), h (altura).

Cortesia: -. Singh AV. Implantologia clínica. Elsevier Ciências da Saúde.

B. Densidade mineral óssea (DMO)

A densidade mineral óssea (DMO) é a quantidade de osso presente na estrutura do esqueleto. Quanto maior for a DMO, mais fortes são os ossos e vice-versa. É grandemente influenciada por factores genéticos que, por sua vez, são alterados por factores e modificações ambientais. Normalmente, a DMO acumula-se durante a infância e atinge um pico por volta dos 25 anos, que se mantém durante 10 anos. Após os 35 anos, tanto os homens como as mulheres perdem normalmente 0,3-0,55 da sua DMO por ano, como parte do seu processo de envelhecimento[22].

As medições densitométricas das radiografias periapicais e panorâmicas eram utilizadas anteriormente, mas não eram exactas. Recentemente, estão a ser utilizadas unidades Hounsfield ou unidades CT de CT, valores Grey de CBCT e absorciometria de raios X de dupla energia (DEXA ou DXA).

O padrão de referência utilizado para avaliar a DMO no osso craniofacial é a Tomografia Computorizada Multidetectores (TCMD), em que é utilizada a Unidade Hounsfield (UH).[21,23] Na TCMD, o fator de calibração para calcular a UH baseia-se no pressuposto de que a quantidade total de raios X que passa através do objeto é inalterada, mesmo quando observada a partir de qualquer um dos 360° da direção de varrimento, sendo a DMO medida com precisão com uma escala padrão de UH.[25,26,27]

Na medicina dentária, a introdução de scanners de TCFC maxilofacial dentária está a ser utilizada com mais frequência devido a várias vantagens, que incluem doses de exposição à radiação mais baixas, custos mais baixos, gamas de densidade de cinzentos, boas resoluções espaciais e contrastes, bem como uma boa relação pixel/ruído em comparação com a TCMD e, na TCFC, o grau de atenuação dos raios X é apresentado como uma escala de cinzentos (valor do voxel)[23,25,28].

A DMO baseada em CBCT é instável e permanece questionável devido a variações nas condições de digitalização, regiões digitalizadas na boca e artefactos de material denso.[20,23] Não possui valores de voxel padronizados e depende de diferenças de escala de cinzentos definidas pelo fabricante.[26,29]

É inevitável que, na TCFC, os raios X se alterem em vários pontos do exame, devido ao seu volume limitado, uma vez que uma parte de uma arcada dentária é fotografada com uma rotação de 360 graus, o que significa que a atenuação do feixe de raios X é maximizada e minimizada em vários pontos do exame. O efeito disso pode reduzir o valor global da densidade num volume de imagem limitado, para além de haver uma utilização significativa de energia efectiva mais baixa nas máquinas de CBCT do que na TC médica[25,29].

A técnica de Absorciometria de Raios X de Dupla Energia (DEXA) foi introduzida pela primeira vez em 1984 e permite uma medição rápida, não invasiva e altamente precisa da DMO, utilizada principalmente para avaliação das vértebras, colo do fémur e antebraços. O seu funcionamento baseia-se no princípio de que o osso e os tecidos moles apresentam propriedades de atenuação diferentes em função da energia dos fotões. Por conseguinte, o DEXA utiliza uma fonte de raios X para produzir um feixe de energias discretas que é atenuado à medida que atravessa o doente. A dose de radiação é suficientemente baixa para permitir medições da DMO em diferentes locais do esqueleto. No entanto, a relação entre a DMO do maxilar e a DMO de outros locais do esqueleto ainda é controversa.[24,21]

A Tabela 3 mostra os valores de HU de vários tecidos e materiais.[30]

Predefined threshold value	Minimum	Maximum
Bone (CT)	226	3071
Soft Tissue (CT)	-700	225
Enamel (CT, Adult)	1553	2850
Enamel (CT, Child)	2042	3071
Compact Bone (CT, Adult)	662	1988
Compact Bone (CT, Child)	586	2198
Spongial Bone (CT, Adult)	148	661
Spongial Bone (CT, Child)	156	585
Muscle Tissue (CT, Adult)	-5	135
Muscle Tissue (CT, Child)	-25	139
Fat Tissue (CT, Adult)	-205	-51
Fat Tissue (CT, Child)	-212	-72
Skin Tissue (CT, Adult)	-718	-177
Skin Tissue (CT, Child)	-766	-202

Quadro 3: Valores -HU de várias substâncias e tecidos
Cortesia: -Chougule VN, Mulay A, Ahuja BB. Estudo de caso clínico: modelação da coluna vertebral i para cirurgias minimamente invasivas da coluna vertebral (MISS) utilizando prototipagem rápida. Osso (CT).
2018;226:3071.

C. Relação entre o valor de GV e a HU em TC

Uma das desvantagens importantes da TCFC é a incapacidade de mostrar a HU real como na TC médica. Os níveis de cinzento exibidos nos sistemas de TCFC são arbitrários e não permitem a avaliação da qualidade óssea.[31] Num estudo de Kashumata et al., os autores verificaram que a HU num exame de TCFC variava muito, entre -1500 e +3000, para diferentes tipos de ossos. Os autores concluíram que a HU é uma escala padrão e sem ela é difícil analisar a qualidade óssea.[32]

Armstrong sugeriu no seu trabalho de investigação que as amostras de HU de áreas anatómicas idênticas com CBCT e MDCT não são idênticas.[33] Miles e Danforth também foram da opinião de que os valores de cinzento da CBCT são imprecisos para se basearem em decisões sobre a colocação de implantes.[34] Mah et al. tentaram derivar a HU utilizando valores de cinzento na CBCT. Ao traçar coeficientes de atenuação linear contra níveis de cinzento, foi obtida uma relação aproximadamente linear. Os autores concluíram que a UH pode ser derivada a partir dos valores de cinzento da TCFC, embora existam algumas limitações.[31] Um grande número de outros estudos também demonstrou uma relação linear entre a UH na TC e a escala de cinzentos na TCFC e sugeriu que o valor do voxel na TCFC pode ser utilizado para estimar a densidade óssea.[35]

Existem os seguintes tipos de imprecisões de GV:

i. Variabilidade no plano axial. Esta pode variar entre artefactos de doming e cupping, endurecimento do feixe, e sombreamento induzido por massa fora do campo de visão (FOV).[37]

ii. Variabilidade entre cortes axiais (ou seja, ao longo do eixo z) devido à variação da massa por corte (ou seja, vários graus dos efeitos acima referidos) e à divergência do feixe de raios X (quando não corrigida durante a reconstrução).[36,38]

iii. Elevado ruído na imagem. Devido à natureza aleatória do ruído, este não afecta o GV médio, especialmente quando se avaliam grandes regiões. Para pequenas regiões de interesse, o ruído pode ter um efeito menor no GV médio.[39,40]

D. Anatomia radiográfica dos ossos maxilares

A anatomia radiográfica do osso maxilar dita o local, o tamanho e a técnica de colocação do implante.[28] O exame clínico seguido de imagiologia pré-operatória do local do implante ajudaria o médico a compreender a anatomia do local e, assim, a evitar complicações e o insucesso do implante. Devido à anatomia complexa e variada dos ossos maxilares, a utilização de imagens seccionais torna-se uma necessidade.[24]

A secção seguinte descreve a anatomia radiográfica dos maxilares e as suas variações.

1. Maxila

1. Concavidade labial na área incisal: A concavidade labial do osso alveolar está intimamente relacionada com o volume ósseo, que afecta a estabilidade inicial do implante, e com a perfuração do implante **(Figura 9)**.

2. Canal nasopalatino/forame incisivo: É também designado por canal incisivo ou canal palatino anterior. As estruturas vitais que passam através do canal incluem o ramo terminal da artéria maxilar interna, o nervo nasopalatino, que comunica com a artéria esfenopalatina e o nervo palatino

maior. As estruturas anatómicas (por exemplo, nervo, artéria, veia) no canal nasopalatino podem apresentar uma grande variação em termos de localização, forma e dimensões. A colocação de implantes na área da maxila anterior é um grande desafio devido às exigências biomecânicas, funcionais, estéticas e fonéticas. Em pacientes edêntulos, o canal nasopalatino demonstrou ser significativamente maior em comparação com o de pacientes dentados. Quando os implantes são posicionados em contacto com o tecido neural, pode ocorrer falta de osseointegração e falha do implante **(Figura 10).**[24]

3. Forame Infraorbital: O forame infraorbitário (FIO) é visto em imagens coronais juntamente com imagens reformatadas em 3D, está localizado no aspeto anterior do osso maxilar abaixo da margem infra-orbitária (MIO) da órbita. Na maxila gravemente atrófica, as estruturas neurovasculares infra-orbitais que saem do forame podem estar próximas do rebordo residual intra-oral e devem ser evitadas durante a realização de procedimentos de enxerto sinusal para minimizar um possível comprometimento do nervo, uma vez que a artéria, a veia e o nervo infra-orbitais saem do forame. Em média, a distância IOF-IOM é de aproximadamente 6,1 a 10,9 mm **(Figura-11).**[24]

4. Maxilar-sinusal: Um exame de TCFC de seios paranasais normais e saudáveis revela um seio maxilar completamente radiolúcido (escuro) e, normalmente, a membrana normal do seio é radiograficamente invisível. Qualquer área radiopaca (esbranquiçada) dentro da cavidade sinusal é anormal e deve suspeitar-se de uma condição patológica (por exemplo, inflamação, quistos, pólipos), enquanto qualquer inflamação ou espessamento desta estrutura será radiopaca e, por conseguinte, para o planeamento da colocação de implantes, o grau destes é significativo para o sucesso e morbilidade de um implante **(Figura 12).**[24]

II **Mandíbula**

1. Canal incisivo: Um canal incisivo mandibular que nem sempre é visto radiograficamente na TCFC, muitas vezes confundido com uma alça anterior do nervo mental. Mas este nervo inerva os dentes anteriores e não tem inervação sensorial para os tecidos moles, podendo ser diferenciado do nervo mental através da determinação de qualquer canal que seja anterior à saída do nervo mental/forame. É um canal ósseo dentro da mandíbula anterior que é uma continuação do MC contendo o ramo terminal do nervo

alveolar inferior, que viaja inferiormente aos dentes anteriores da mandíbula e termina na linha média **(Figura-13)**.[24]

2. Forame Mental: Pode ser facilmente identificado em imagens axiais, coronais e transversais. Uma imagem de TCFC fornecerá sempre uma excelente visualização do forame mental, uma vez que este sai da placa cortical vestibular, independentemente da fraca visualização do canal antes do ponto de saída. A dificuldade de identificação ocorre quando o canal é mal visualizado por uma ausência de corticação ou em qualidade óssea D3 ou D4, onde muito pouca trabeculação interna é visível.[24] Tal padrão ósseo torna difícil traçar o canal posterior a partir do forame mental.[24] À medida que o nervo mental prossegue anteriormente na mandíbula, ele pode, ocasionalmente, estender-se além do limite anterior do forame mental, o que não pode ser determinado com precisão com a radiografia 2-D. Esta alça curva endosteal é proximal ao forame mental e sai distalmente através do forame mental, o que pode ser apreciado na imagem reformatada da TCFC e é denominado "alça anterior" **(Figura-14)**.[24]

3. Canal mandibular: O nervo alveolar inferior entra no forame mandibular na superfície lingual da mandíbula e progride anteriormente no corpo da mandíbula. Entre o canal mandibular e o forame mentoniano, a posição vestibulolingual é extremamente variável e facilmente representada em imagens de secção transversal após a localização do canal ser verificada e destacada. Deve ser sempre respeitada uma zona de segurança de 2 milímetros entre o implante e o canal mandibular, ao passo que a tentativa de colocar um implante por vestibular ou lingual no feixe neurovascular pode resultar em comprometimento neurosensorial. Radiograficamente, o MC apresenta-se como uma sombra radiolúcida, linear, com ou sem bordos radiopacos inferiores e superiores **(Figura-15)**.[24]

*A avaliação mais exacta da posição anatómica do canal mandibular é feita com a TCFC, uma vez que as imagens podem ser melhoradas através de ajustes do software de visualização do contraste, brilho e escala de cinzentos para ajudar a representar a localização anatómica.

O diâmetro médio do CM é de aproximadamente **2,0 a 3,4 mm.** A maior parte do CM encontra-se na parte posterior, perto do forame mandibular (entrada do nervo alveolar inferior na superfície lingual do ramo). O canal mandibular torna-se mais ovoide à medida que progride para a frente em direção ao forame mental e a localização é variável, dependendo da raça, do sexo e da quantidade de reabsorção óssea do paciente. O CM tem uma densidade de parede aumentada na região posterior (forame mandibular > região do terceiro molar) em comparação com a região anterior.[22]

Localizações do canal mandibular inferior-superior: - Uma classificação inicial das posições verticais do curso do nervo alveolar foi relatada por **Carter e Keen**. Eles descreveram três tipos distintos[24]: -

(1) Tipo 1: Em estreita aproximação com os ápices dos dentes

(2) Tipo 2: Um nervo grande aproximadamente no meio da mandíbula com fibras nervosas individuais que fornecem os dentes mandibulares, e

(3) Tipo 3: Um tronco nervoso próximo da placa cortical inferior com grandes plexos para os dentes mandibulares.

O nervo de tipo 1 não é recomendado para a colocação imediata de implantes devido à sua aproximação aos ápices das raízes, o que resulta numa altura óssea comprometida

Os nervos do tipo 3 são os mais favoráveis para a colocação de implantes devido à sua posição baixa na parte posterior da mandíbula, tendo, por conseguinte, uma maior altura de osso disponível.

(4) Concavidade lingual/fossa da glândula submandibular: ocorre na região anterior como uma ampulheta ou constrição do osso mandibular. A colocação do implante pode ser difícil e a perfuração da placa lingual pode levar a uma hemorragia extensa dos vasos sublinguais na região anterior, levando à formação de hematoma com risco de vida. Tudo isto pode resultar destes cortes inferiores, pelo que o exame de TCFC nos ajudará a determinar a localização exacta e a angulação para uma colocação segura do implante **(Figura 16)**.[24]

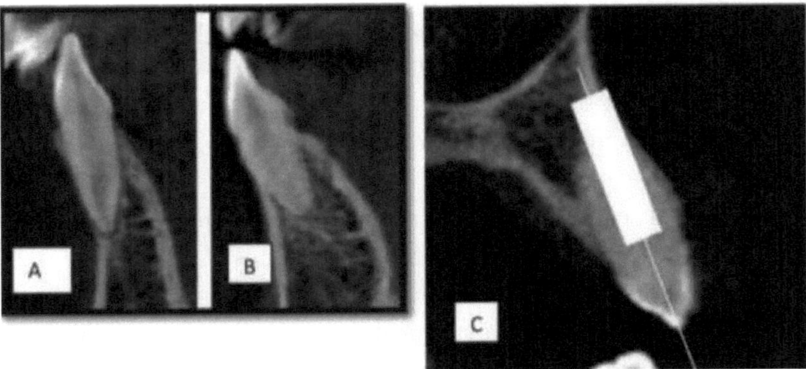

Figura 9: - (A) Concavidade labial mínima na área incisal, (B) Concavidade labial exagerada na área incisal, (C) Perfuração da placa cortical labial devido à angulação incorrecta do implante
Cortesia: -Misch CE, Resnik R. Misch's evitando complicações em implantologia oral. Elsevier Ciências da Saúde; 2017; p.1-2402

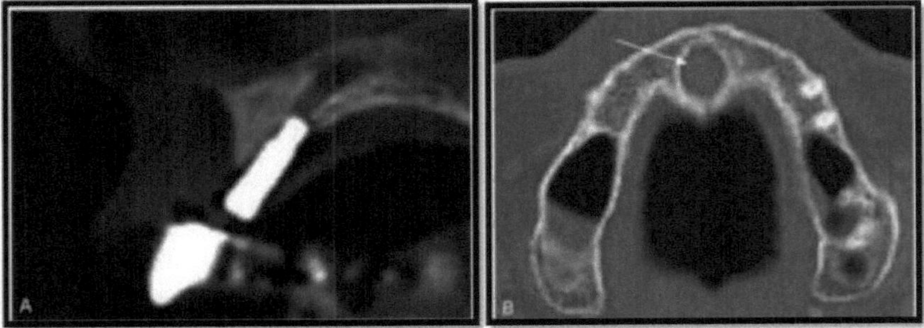

Figura 10: - A área do canal nasopalatino deve ser avaliada quanto ao tamanho e localização, porque a colocação do implante nesta área pode predispor à colocação no tecido mole. (A) Colocação de implante a colidir com o canal nasopalatino; (B) canal muito grande que conduz a um mínimo de osso disponível (seta).
Cortesia: -Misch CE, Resnik R. Misch's evitando complicações em implantologia oral. Elsevier Ciências da Saúde; 2017; p.1-2402

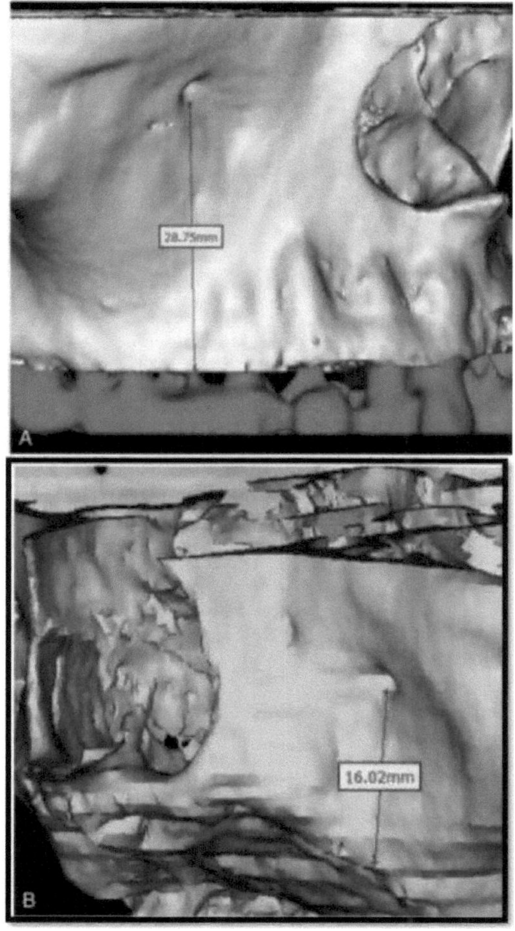

Figura 11: - (A) Localização normal do nervo infraorbitário; (B) variação mais próxima da crista que pode resultar em comprometimento neurosensorial devido à retração ou possível transecção após reflexão do tecido
Cortesia: -Misch CE, Resnik R. Misch's evitando complicações em implantologia oral. Elsevier Ciências da Saúde; 2017; p.1-2402

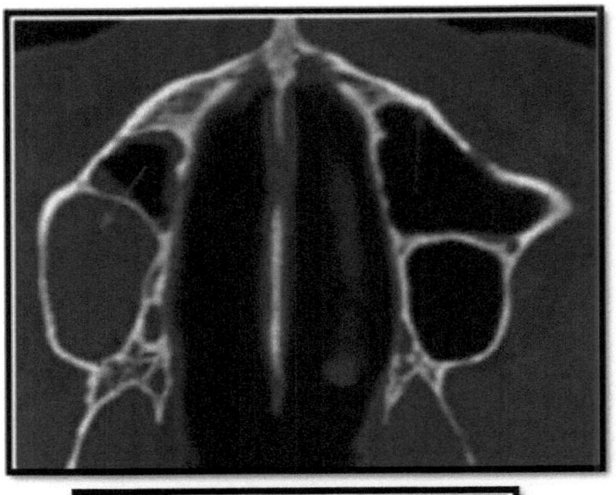

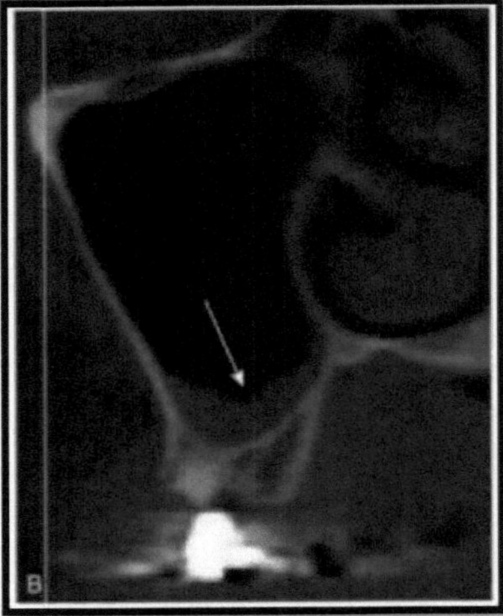

Figura 12: - (A) A patência do óstio do seio maxilar é a área de drenagem mucociliar do seio maxilar; (B) óstio não patente
Cortesia: -Misch CE, Resnik R. Misch's avoiding complications in oral I implantology. Elsevier Ciências da Saúde; 2017; p.1-2402

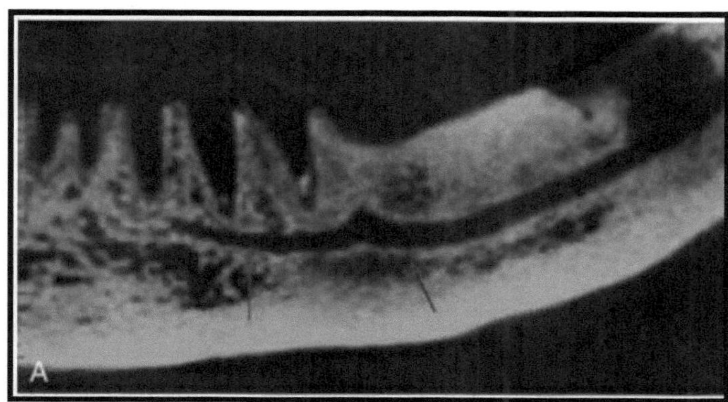

Figura 13: - (A) Imagem de CBCT mostrando a extensão do canal incisal a partir do canal mandibular

Cortesia: -Misch CE, Resnik R. Misch's evitando complicações em implantologia oral. Elsevier Ciências da Saúde; 2017; p.1-2402

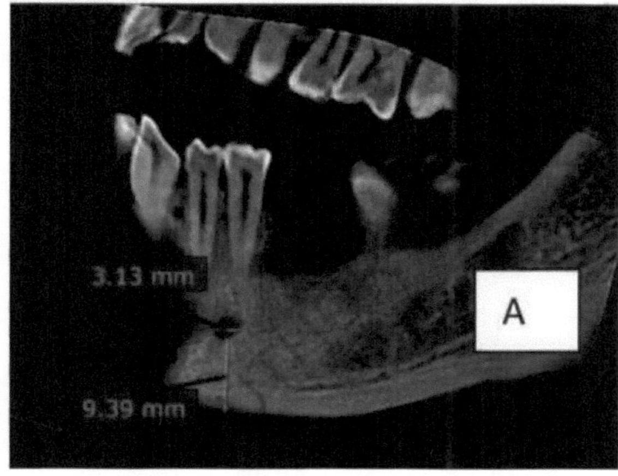

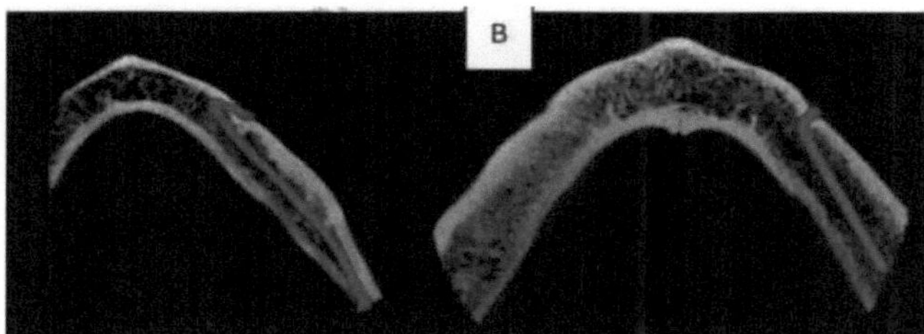

Figura 14: - (A)&(B) Imagem de TCFC mostrando o forame mental e sua extensão como alça anterior.

Cortesia: -Shalash M, Khallaf ME, Ali AR. Posição e dimensões do forame mental e presença da alça anterior na população egípcia: um estudo retrospetivo de CBCT. Boletim do Centro Nacional de Investigação. 2020 Dec;44:1-6.

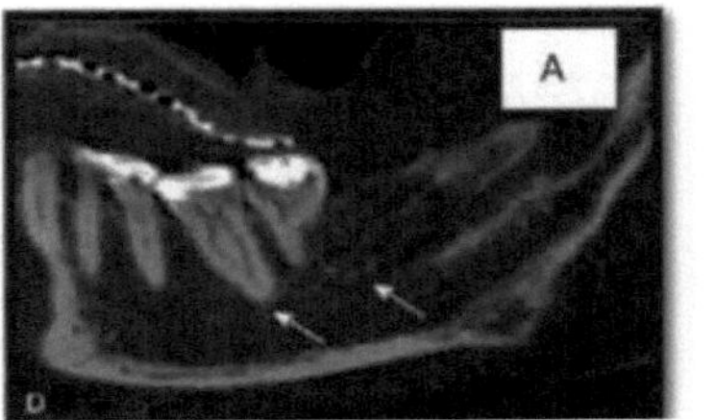

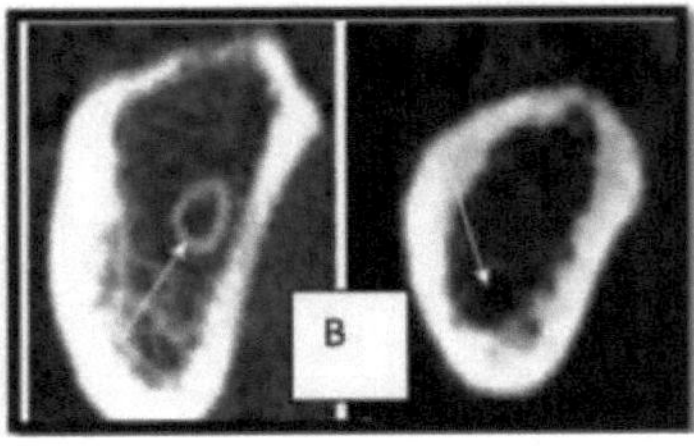

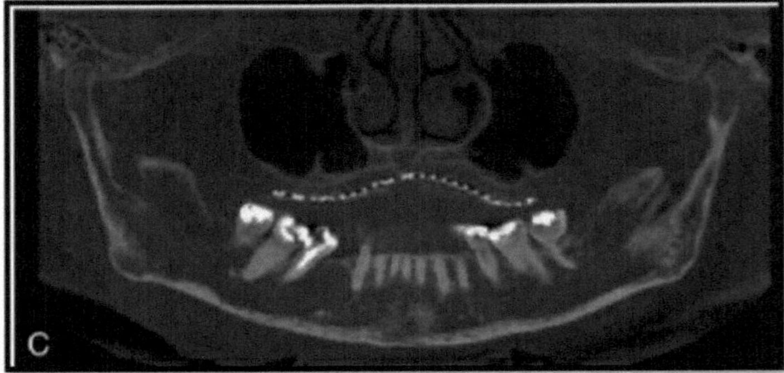

Figura 15: - (A), (B) & (C) Canal mandibular

Cortesia: -Misch CE, Resnik R. Misch's evitando complicações em implantologia oral. Elsevier Ciências da Saúde; 2017; p.1-2402

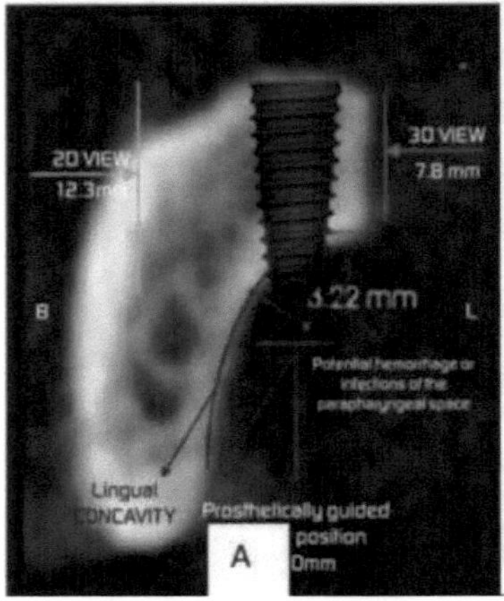

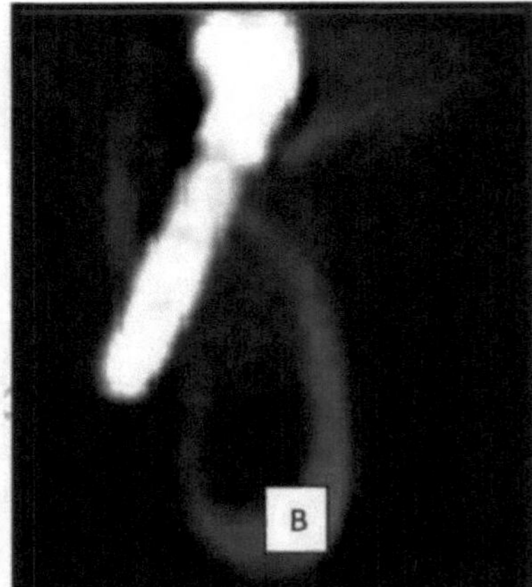

Figura 16: - (A) & (B) Concavidade lingual

Cortesia: -Misch CE, Resnik R. Misch's evitando complicações em implantologia oral. Elsevier Ciências da Saúde; 2017; p.1 -2402

CAPÍTULO 3

TÉCNICA DE IMAGIOLOGIA PARA IMPLANTES DENTÁRIOS

Para um planeamento preciso dos implantes dentários, as radiografias desempenham um papel muito importante. For complete assessment of a dentate or edentulous site before implant placement, several important objectives have to be followed which include evaluation of normal anatomic structure at, and in the vicinity of, area of interest (mental foramen, mandibular canal, maxillary sinus, incisive canal, nasal fossa etc.); determinação da qualidade e quantidade de osso (altura do processo alveolar, largura bucolingual, angulação e deteção de possíveis rebaixos e concavidades); avaliação de qualquer tipo de patologia no local e determinação de possíveis caminhos de inserção do implante, conforme indicado pela angulação do rebordo alveolar[41,42].

A. Objectivos e orientações da imagiologia de implantes

O objetivo dos critérios de seleção radiográfica é identificar as modalidades de imagiologia adequadas que complementam os objectivos em cada fase da terapia com implantes. A utilização de imagiologia específica baseia-se no julgamento profissional (ou seja, a opinião profissional do médico sobre se a informação do exame clínico é ou não inadequada e se é necessária imagiologia para formular um diagnóstico e um plano de tratamento, e/ou para utilização na cirurgia).[43,44]

O julgamento profissional varia consoante a capacidade, competência, conhecimento e experiência do médico. As considerações específicas devem incluir a complexidade clínica e anatómica, os potenciais riscos de complicações e os resultados estéticos. As seguintes recomendações de critérios de seleção fornecem orientações clínicas baseadas na literatura e derivadas de consensos para os profissionais sobre a imagiologia adequada (com particular relevância para a CBCT) em cada fase da terapia com implantes dentários [45,46,47].

1. **Exame inicial**: - A imagiologia maxilofacial interage com a história do doente, o exame clínico, o diagnóstico definitivo, o planeamento do tratamento e a terapia com implantes. A radiografia panorâmica deve ser utilizada como a modalidade de imagem de eleição na avaliação inicial do doente com implantes dentários. A radiografia periapical intra-oral deve ser complementada com as informações preliminares da radiografia

panorâmica. A imagiologia transversal, incluindo a CBCT, não deve ser utilizada como exame imagiológico de diagnóstico inicial.

O objetivo do exame radiográfico inicial: -

a) Para avaliar o estado geral da dentição remanescente

b) Identificar e caraterizar a localização e a natureza das regiões edêntulas

c) Detetar anomalias e patologias anatómicas regionais. Qualquer uma destas situações pode ter ramificações importantes na calendarização e sequenciação geral das fases de tratamento, tais como protocolos de carga de implantes e proteção oclusal pós-protética.

A modalidade de imagem é útil em três fases do tratamento. As radiografias preferidas para cada fase estão descritas na **Tabela 4**[41,42].

Fase 1: **Imagiologia de implantes pré-protéticos**

A imagiologia nesta fase determina a qualidade, quantidade e angulação do osso; a presença ou ausência de doença nos locais cirúrgicos propostos e a relação das estruturas críticas adjacentes ao implante. Em radiologia dentária e médica, um princípio recomendado para a seleção da modalidade radiográfica adequada baseia-se na dosagem de radiação. O princípio "As Low As Reasonably achievable" (ALARA) deve ser sempre respeitado, o que significa que a técnica de diagnóstico por imagem selecionada deve incluir a menor dose de radiação possível para o doente. A dose de radiação não deve, no entanto, prejudicar os cuidados ao doente ou o planeamento do tratamento. O principal objetivo desta fase de tratamento é conceber e implementar um plano de tratamento do paciente que permita a restauração da função e da aparência do paciente através da colocação exacta e deliberada de implantes dentários. A modalidade radiográfica selecionada deve permitir o planeamento pré-cirúrgico do tratamento com implantes, com informações tridimensionais de alta resolução e dimensionalmente precisas sobre o paciente nos locais propostos para os implantes.

De acordo com as recomendações da Academia Americana de Radiologia Oral e Maxilofacial, cada avaliação do local do implante deve ser efectuada utilizando um método de imagiologia tridimensional, como a tomografia convencional ou computorizada. Esta fase da imagiologia de implantes destina-se a avaliar o estado atual dos dentes e maxilares do paciente e a desenvolver e aperfeiçoar o plano de tratamento do paciente. Os objectivos desta fase incluem: -

a) Identificar a patologia
b) Determinar a qualidade do osso
c) Determinar a quantidade de osso
d) Determinar a posição ideal do implante
e) Determinar a orientação ideal do implante

É igualmente necessário pelas razões que se seguem: -

a. **Estabelecer** as caraterísticas morfológicas do **rebordo alveolar residual (RAR):** -Estabelecer as caraterísticas morfológicas do rebordo alveolar residual (RAR), o que inclui considerações sobre o volume e a qualidade do osso. A altura vertical do osso, a largura horizontal e o comprimento da sela edêntula determinam a quantidade de volume ósseo disponível para a colocação do implante. Todas estas informações são obrigatórias para fazer corresponder as dimensões ósseas disponíveis ao número e às dimensões físicas do(s) implante(s). As deficiências moderadas nas dimensões do osso podem ser corrigidas através de procedimentos de aumento na altura das osteotomias e da colocação dos acessórios, enquanto as deficiências graves requerem procedimentos cirúrgicos prévios, como aumentos do rebordo. Do mesmo modo, o osso alveolar vertical excessivo ou irregular pode exigir uma alveoloplastia pré-protética ou simultânea. Embora seja geralmente aceite que o sucesso da colocação de implantes dentários depende da qualidade do osso oral e que as suas melhores avaliações podem influenciar a técnica cirúrgica, a seleção do implante (ou seja, comprimento, diâmetro e tipo) e o protocolo de carga[45,46,47].

b. **Determinar a orientação da RAR**. A orientação e a topografia residual do complexo ósseo alveolar-basal têm de ser avaliadas para determinar se existem ou não variações que possam comprometer o alinhamento da estrutura do implante com a restauração protética planeada. Isto é particularmente importante na mandíbula (por exemplo, fossa da glândula submandibular) e no maxilar anterior (por exemplo, concavidade da cortical labial)[45,46,47].

c. **Identificar condições anatómicas ou patológicas locais que restrinjam a colocação do implante**: - Existem muitas caraterísticas anatómicas internas que não são facilmente identificadas ou localizadas através de exame clínico ou de imagens radiográficas convencionais que podem comprometer e limitar a colocação de fixações de implantes ou arriscar o envolvimento de estruturas adjacentes. Na maxila, estas incluem a região dos incisivos (fossa e canal nasopalatino, fossa nasal), a região dos caninos (fossa canina, fossa nasal) e a região dos pré-molares/molares (pavimento do seio maxilar). Na mandíbula, estas incluem a região incisiva (forame lingual), a região canina/pré-molar (forame mental) e a região molar (fossa da glândula submandibular, canal alveolar inferior [mandibular] contendo o feixe neurovascular).[45,46]

d. **Fazer corresponder os resultados da imagiologia ao plano protético**. O planeamento bem sucedido do tratamento com implantes envolve considerações cirúrgicas e protéticas. As imagens radiográficas não são apenas utilizadas para o planeamento protético, mas são também utilizadas para construir modelos para orientar os procedimentos cirúrgicos e a colocação de implantes. A cirurgia guiada necessita de imagens capazes de fornecer dados DICOM (TC ou CBCT). Estes dados são importados para programas de software onde ferramentas cirúrgicas e protéticas interactivas podem fornecer "simulações" de implantes complexos num doente virtual[45,46].

Fase 2: **Imagiologia de implantes cirúrgica e de intervenção**. A imagiologia nesta fase avalia os locais cirúrgicos durante e imediatamente após a cirurgia, auxilia a orientação dos implantes dentários no posicionamento ideal e verifica a integração e a fase de cicatrização da cirurgia de implantes. Também assegura o fabrico da prótese e o posicionamento adequado do pilar[42].

Fase 3: **Imagiologia pós-implante protético**

Esta fase começa imediatamente após a colocação da prótese e continua até o implante permanecer no maxilar. Os exames imagiológicos nesta fase avaliam a alteração a longo prazo, incluindo os níveis de crista óssea em redor de cada implante, e avaliam o estado e o prognóstico do implante dentário. Também ajuda a avaliar rotineiramente o osso adjacente ao implante dentário para excluir quaisquer alterações na mineralização ou no volume ósseo. Idealmente, é necessário efetuar uma radiografia pós-protésica para servir de base para a avaliação futura da verificação do ajuste do componente e para a avaliação do nível ósseo marginal. Além disso, a imagem pós-protética pode ser utilizada para verificar a ausência de cimento, que pode levar a irritação dos tecidos, perda óssea e infeção.[43]

Uma outra fase, designada **por imagiologia de recordação e de**

manutenção, destina-se a avaliar o sucesso do implante, a imobilidade e a evidência radiográfica de osso adjacente ao corpo do implante, auxiliares de diagnóstico precisos na avaliação do sucesso. Devem ser efectuadas radiografias de acompanhamento ou de recordação após 1 ano de carga funcional e anualmente durante os primeiros 3 anos. Radiograficamente, a falta ou perda de integração é normalmente indicada como uma linha radiolúcida à volta do implante. Contudo, podem ser efectuados diagnósticos falsos negativos quando o tecido mole que rodeia um implante não é suficientemente largo para ultrapassar a resolução da modalidade radiográfica. Também podem ser efectuados diagnósticos falsos positivos quando um "efeito de banda de Mach" resulta de uma área de menor densidade radiográfica adjacente a uma área de alta densidade (implante), o que resulta numa área mais radiolúcida do que a que está realmente presente e reduz drasticamente o processamento de imagens digitais, que tem uma vantagem adicional em relação à radiografia convencional no que diz respeito ao "realce dos bordos", que é a capacidade de detetar o espaço entre o implante e o osso circundante. Nos exames radiográficos de recolha, o nível ósseo marginal é comparado com as radiografias pós-protésicas imediatas. Portanto, radiografias semelhantes em geometria, densidade e contraste são fundamentais.[43]

<u>Princípios radiográficos de base</u>

Existem vários princípios básicos de radiografia que devem orientar o clínico na seleção de uma técnica de imagiologia adequada e na avaliação da qualidade das imagens resultantes [48].

1. Em primeiro lugar, deve existir um número e tipo de imagens adequados para fornecer as informações anatómicas necessárias. No planeamento de implantes, por exemplo, esta informação inclui a quantidade e a qualidade do osso, bem como a

localização de estruturas anatómicas, o que geralmente requer múltiplas imagens em ângulos rectos entre si.

2. Em segundo lugar, o tipo de técnica de imagiologia selecionada deve ser capaz de fornecer a informação necessária com precisão e exatidão dimensional adequadas. A utilização de uma técnica que permita o reposicionamento exato do doente, como um cefalostato, também é útil na comparação de imagens pré-operatórias e pós-operatórias.

3. Em terceiro lugar, deve haver uma forma de relacionar as imagens com a anatomia do paciente. No caso de regiões edêntulas da mandíbula, isso geralmente significa o uso de um stent com marcadores radiopacos durante a aquisição de imagens. A localização exacta das vistas longitudinais e transversais pode assim ser determinada em relação à mandíbula ou maxila edêntula.

4. Em quarto lugar, independentemente da técnica utilizada, o doente, o feixe de raios X e o recetor de imagem devem ser posicionados de forma a minimizar a distorção. Além disso, todas as imagens devem ter densidade e contraste adequados e devem estar livres de artefactos que possam interferir com a interpretação.

5. Por fim, o desejo de obter informações de imagiologia pré-operatória deve ser equilibrado com a dose de radiação e o custo financeiro para o doente. Se houver mais do que uma técnica adequada para um determinado caso, o princípio ALARA (tão baixo quanto razoavelmente possível) deve reger a seleção.

A avaliação radiográfica deve ser suficientemente precisa para incluir as várias estruturas anatómicas, a presença de anomalias e doenças, a morfologia do local do implante e informações relativas à densidade óssea, de modo a que a colocação do implante possa ser efectuada com confiança. A análise de locais de implantes prospectivos por meios radiográficos levou à formulação de "critérios de seleção".

Foram formulados critérios de seleção para dar resposta à necessidade crescente de proteger o paciente de doses de radiação desnecessárias durante a fase de planeamento do tratamento de implantes dentários

Os critérios de seleção da **AAOMR** incluem[48]: -

Avaliação pós-operatória: Para a avaliação pós-operatória do implante, recomenda-se a realização de periapicais intra-orais na ausência de sinais ou sintomas clínicos. A imagiologia transversal - particularmente a TC de feixe cónico - só deve ser utilizada no pós-operatório imediato se o paciente apresentar mobilidade do implante ou alteração da sensibilidade, de acordo com a AAOMR.[48,49]

A imagiologia transversal - mais uma vez, a TC de feixe cónico ideal - também deve ser considerada se a recuperação do implante for antecipada. No entanto, a TC de feixe cónico não deve ser utilizada para a revisão periódica de implantes clinicamente assintomáticos. Em vez disso, as imagens periapicais - e, em alguns casos, panorâmicas - são adequadas para a monitorização pós-operatória do implante, de acordo com a AAOMR.[48]

Resumo dos critérios de seleção radiográfica da AAOMR para o planeamento de implantes dentários[48]: -

1. Exame clínico e visual, incluindo palpação e avaliação do modelo de estudo
2. Uma radiografia periapical bidimensional intra-oral inicial para avaliação de um único local
3. Uma radiografia panorâmica para locais de implantes múltiplos - dependendo das implicações da dose e do desejo de investigar factores anatómicos
4. A utilização de imagens transversais dependerá do caso individual e da disponibilidade do recurso, sendo a escolha preferencial a tomografia computorizada (TC).

As radiografias são consideradas adequadas se revelarem satisfatoriamente todas as patologias no local do pré-implante e representarem a quantidade e a qualidade do osso e a proximidade de feixes neurovasculares, foramina ou espaço aéreo. As vistas periapicais intra-orais oferecem a melhor resolução (pares de linhas/mm) de todas as modalidades de imagiologia durante a avaliação pré-operatória. Utilizando estas imagens, a área alvo pode ser cuidadosamente examinada quanto a padrões trabeculares, raízes residuais, periodonto, bem como angulação dos dentes adjacentes. Uma boa radiografia panorâmica delineia claramente a anatomia óssea e é geralmente utilizada para o diagnóstico de patologias grosseiras nos maxilares, bem como para a relação de estruturas anatómicas, como seios, canais, fossas e forames, com o local do implante . Embora algumas máquinas panorâmicas tenham uma ampliação uniforme (19%), em geral, a maioria das máquinas tem ampliações variadas e pouco fiáveis (25% a 30%), especialmente na dimensão vertical. A ampliação é mais pronunciada nas áreas posteriores do que nas anteriores, o que pode dar uma falsa sensação de que existe mais osso entre a crista do processo alveolar e o canal alveolar inferior, a fossa nasal ou os seios maxilares. O posicionamento incorreto do doente pode também contribuir para a imagem.

As medições a partir de projecções panorâmicas não são geralmente suficientemente precisas para a colocação de implantes [49,50,51].

Para avaliar a adequação de um local de implante, o médico deve ser capaz de visualizar a vista mesial-distal da região da arcada onde a colocação do implante está a ser considerada. Em geral, a imagem adequada para este fim é uma radiografia panorâmica. As vistas periapicais podem ser adicionadas nos casos em que são necessárias imagens mais pormenorizadas. A escolha da técnica de imagiologia baseia-se na dose de radiação, no custo e na disponibilidade de um radiologista oral e maxilofacial para interpretar as imagens.[49,50,51] Os critérios de seleção da AAOMR também incluem a aplicação de cada modalidade de imagiologia com as suas vantagens e desvantagens, que se encontram representadas na **Tabela 5**.

Os outros critérios de seleção radiográfica são fornecidos pelo FGDP (Reino Unido), que incluem[52,53]: -

1. Exame clínico e visual, incluindo palpação e avaliação do modelo de estudo
2. Um exame radiográfico bidimensional de filmes panorâmicos e/ou periapicais
3. Em todos os casos, uma imagem em corte transversal do local, utilizando preferencialmente a tomografia convencional. A tabela 5 mostra as várias modalidades utilizadas para a imagiologia de implantes.

Fase do tratamento	Tempo (meses)	Procedimentos radiográficos
Planeamento do tratamento	-1	Periapical, ortopantografia, tomografia, TC, cef
Surgen- (colocação)	0	Periapical, ortopantográfica, tomo, TC. cef para correção de problemas
Cura	o a 3	Periapical, ortopantográfica, tomo, TC. cef para correção de problemas
Remodelação	4 a 12	Periapical, ortopantográfico
Manutenção (sem problemas)	13+	Periapical, ortopantográfico (acompanhamento aproximadamente de 3 em 3 anos)
Complicações	Em qualquer	Periapical, ortopantografia. TAC (conforme indicado)
Abreviaturas: tomo - tomografia convencional: TC - tomografia computadorizada reformatada; Ceph ■ radiografia cefalométrica lateral ou lateral-oblíqua)[1].		

Tabela 4: - Radiografias efectuadas em cada fase do tratamento com implantes Cortesia: -. Gupta S, Patil N, Solanki J, Singh R, Laller S. Imagiologia de implantes orais: uma revisão. O jornal malaio de ciências médicas: MJMS. 2015;22(3):7.

Modalidade de imagiologia	**Aplicação**	**Informação transversal**	**Vantagens**	**Desvantagens**	**Dose**
Periapical	Locais de implantes individuais	Não	1. Alta resolução 2. Baixo custo 3. Disponibilidade imediata	1. Distorção potencial 2. Tamanho limitado 3. Reprodutibilidade limitada	Baixa
Oclusão	Locais de implantes individuais; Mapeamento para tomógrafo multidirecional y	Não	1. Alta resolução 2. baixo custo 3. Disponibilidade imediata	1. Distorção potencial 2. Sem reprodutibilidade	Baixa
Panorâmica	Vários sítios Vista geral da anatomia óssea	Não	1. Visualização de toda a informação anatómica na terceira dimensão 2. Baixo custo 3. Disponibilid	1. Resolução mais baixa 2. Ampliação variável 3. Distorção potencial causada por erro de posicionamento	Baixa

			ade imediata		
Tomografia	Imagens em corte transversal do local do implante	Sim	1. Visualização de toda a informação anatómica em a terceira dimensão Sobreposição mínima Imagiologia relacionada com o sítio designado	Disponibilidade limitada Custo moderado Técnica sensibilidade Grande curva de aprendizagem	Moderadamente baixo, dependendo do número de sítios
Tomografia computorizada	Imagens em corte transversal do local do implante	Sim	Fácil visualização e interpretação Avaliação exacta da dimensão e densidade óssea Compatível com software de implantes electrónicos	Imagiologia de toda a cavidade oral, e não apenas dos locais de interesse Disponibilidade limitada Custo elevado	Elevado

Tabela 5: - Várias modalidades radiográficas utilizadas para a imagiologia de implantes

Por cortesia: - Tyndall DA, Brooks SL. Critérios de seleção para imagiologia do local do implante dentário I: um documento de posição da Academia Americana de Radiologia Oral e Maxilofacial [_. Cirurgia Oral Medicina Oral Patologia Oral Radiologia Oral e

Imagiologia de implantes dentários: -

A seleção de uma técnica de imagiologia de implantes apropriada tornou-se uma tarefa desafiante desde o advento de modalidades de imagiologia avançadas.[44] A questão de qual a técnica radiográfica a aplicar, película intra-oral ou extra-oral ou radiografia digital, permanece para o clínico responder após uma consideração cuidadosa de vários factores.[53] A maximização da relação benefício/risco para os exames imagiológicos é um princípio fundamental da radiologia.[54]

A secção seguinte descreve as modalidades 2D e 3D que são utilizadas para a imagiologia de implantes, as suas aplicações, vantagens e limitações. As várias modalidades de imagiologia estão representadas na **Figura 17**.

III Imagiologia 2D

1. Radiografia periapical intra-oral

É a modalidade radiográfica mais utilizada em medicina dentária. As vantagens incluem: -

i. Produz imagens de alta resolução

ii. Exclui doenças ósseas ou dentárias locais

iii. Benéfico para identificar estruturas críticas, mas menos benéfico para descrever a relação espacial entre as estruturas e o local proposto para o implante

iv. Estimativa da altura vertical do rebordo alveolar

v. Melhor detalhe de imagem com distorção de imagem mínima

vi. Algumas informações sobre a qualidade do osso (densidade, padrão trabecular) e

a presença/ausência de patose é revelada

vii. Filmes prontamente disponíveis para o médico e de baixo custo para o doente (Figura 18). 55,57,58

Algumas limitações são: -

i. A radiografia periapical fornece uma vista lateral dos maxilares e não fornece informações sobre cortes transversais.

ii. A radiografia periapical pode sofrer distorção e ampliação. A técnica de paralelização do cone longo elimina a distorção e limita a ampliação a menos de 10%.

iii. Área limitada visualizada numa única película, sem dimensão vestibulo-lingual ou horizontal do rebordo alveolar, sem informação sobre o volume ósseo, sem avaliação exacta da dimensão óssea vertical ou da localização "precisa" das estruturas anatómicas.

iv. As grelhas radiopacas milimétricas, por vezes utilizadas em endodontia, podem ser sobrepostas à película, antes de esta ser exposta, mas têm pouco valor quantitativo e fornecem informações enganadoras, uma vez que se encontram na película e ofuscam a anatomia subjacente, não compensando a ampliação.

v. O ponto de referência oposto do osso disponível em implantologia está para além das fixações musculares linguais na mandíbula e para além da abóbada palatina na maxila. É difícil padronizar a distância foco-filme, pelo que se torna impossível efetuar medições precisas da altura vertical do processo alveolar.

vi. Os efeitos de burnout são comuns quando se utilizam definições padrão de quilovolts e miliamperes, dificultando a avaliação da perda óssea crestal.

vii. Tem pouco valor na determinação da densidade ou mineralização óssea.

viii. É de pouca utilidade na representação da relação espacial entre as estruturas vitais e o local proposto para o implante. O canal alveolar inferior não pode ser identificado no local proposto para o implante em 25% dos IOPAs. E mesmo nos espécimes mandibulares em que pode ser identificado, a medição da distância entre a crista do rebordo alveolar e o canal alveolar inferior não é adequadamente precisa. O canal alveolar inferior é, no entanto, definível em todas as tomografias computorizadas da mandíbula. Na maioria dos exames, a medida obtida a partir dos exames de TC está dentro de 1 mm das medidas na amostra.

ix. Uma verdadeira avaliação da dimensão vestíbulo-lingual não pode ser determinada através da radiografia periapical, uma vez que esta comprime anatomicamente a dimensão da largura.

x. Fornece apenas duas dimensões de um objeto tridimensional e não consegue determinar as dimensões ósseas vestibulares-linguais, o que constitui uma falha importante no planeamento do tratamento com implantes.

xi. Incapacidade de avaliar a dimensão óssea buco-lingual durante o planeamento da colocação do implante dentário[56,57,58].

2. **Imagiologia intra-oral digital: -** Permite a aquisição rápida de imagens intra-orais e a sua melhoria, o seu armazenamento, recuperação e transmissão para locais remotos **(Figura 19)**.[24] Consiste numa cadeia em série de componentes de sinal, tais como fósforos, fibras ópticas ou lentes, intensificadores de imagem e o CCD, que servem para converter a energia dos raios X em luz ou pares eletrão-buraco e para registar a imagem espacialmente resolvida, permitindo uma medição precisa dos locais dos implantes no pré-operatório e fornecendo mais informações sobre a osteo-integração no pós-operatório do que com a película, prontamente disponível e oferecendo imagens de alta resolução com distorção mínima. Múltiplas imagens de um local permitem a reconstrução bi e tridimensional do local proposto e permitem visualizar a informação num monitor de vídeo antes da colocação. A utilização de grelhas de fios ajuda na

determinação da altura do osso e na seleção do local[14,16,17].

As vantagens são: -

- ❖ Reduz a exposição do paciente à radiação
- ❖ Maior conforto para o paciente enquanto a imagem radiográfica é tirada
- ❖ Resultados imediatos
- ❖ Eliminação dos inconvenientes associados ao desenvolvimento
- ❖ Poupança de custos
- ❖ As imagens podem ser manipuladas para obter o contraste pretendido, melhoria da cor, inversão ou rotação da imagem
- ❖ É possível medir a distância em incrementos de 0,1 mm, o que é inestimável no procedimento de implante
- ❖ As vistas pseudo-tridimensionais, orientadas a 450 inclinações, estão disponíveis em reverso e a cores
- ❖ Estas imagens podem ser guardadas numa ficha eletrónica e podem também ser enviadas por modem para outros especialistas e membros da equipa.

As limitações são: -

Os sensores são muito rígidos e a área coberta é muito limitada.

Em resumo, a radiologia periapical:

i. É uma modalidade preliminar útil de alto rendimento utilizada para avaliação de doenças ósseas ou dentárias locais.

ii. Tem vantagens inerentes de menor radiação, velocidade instantânea e resolução superior.

iii. Tem um valor limitado na determinação da quantidade de osso porque a imagem pode ser ampliada ou distorcida e não representa a terceira dimensão do osso (largura)

iv. Tem um valor limitado na determinação da densidade óssea ou da mineralização (as placas corticais laterais impedem uma interpretação precisa e não conseguem distinguir alterações ósseas trabeculares subtis).

v. É útil na identificação de estruturas críticas, mas de pouca utilidade na descrição da relação espacial entre as estruturas e o local proposto para o implante.

vi. É útil durante as fases protésica e de manutenção do tratamento[56,57,58].

3. <u>Radiografia oclusal</u>

Uma vez que as radiografias periapicais não conseguem produzir qualquer informação transversal, as radiografias oclusais são por vezes utilizadas para determinar as dimensões facio-linguais do rebordo alveolar mandibular **(Figura 20)** [45]. Tem uma aplicação mínima na imagiologia de implantes e a utilização de uma radiografia transversal só é útil para avaliar o implante após a sua colocação no maxilar ou na mandíbula. A radiografia oclusal transversal dá alguma informação relativamente à dimensão buco-lingual, que só é precisa em relação ao aspeto inferior da mandíbula, mas não para o rebordo alveolar onde o implante tem de ser colocado.[16, 17, 23]

As vantagens são[21,25]: -

i. Fornece informações generalizadas sobre a densidade óssea ii. Indicação da dimensão vestibulo-lingual da mandíbula iii. Determinação do tamanho da mandíbula, curva da mandíbula no local de implante proposto iv. A película oclusal padrão fornece a largura do bordo inferior da mandíbula v. A película exposta lateralmente mostra a largura do osso na linha média

vi. Facilmente acessível ao médico e de baixo custo para o paciente

A primeira limitação é o facto de as radiografias oclusais maxilares serem naturalmente distorcidas obliquamente, sendo de menor valor em implantologia na medição do nível de mineralização do local do implante ou da geometria. Para além disso, contrasta a largura da crista do osso, onde a informação de diagnóstico é mais necessária, com a parte mais larga do osso.[35]

Outras limitações são[25]: -

ii. Estas vistas são bidimensionais, apenas revelam a dimensão bucal-lingual máxima, não sendo visível a extensão medial e lateral do osso cortical.

iii. O alvéolo mandibular geralmente alarga-se anteriormente e demonstra uma inclinação lingual posteriormente, produzindo uma imagem oblíqua e distorcida do alvéolo mandibular, que é de pouca utilidade em implantologia

iv. . A radiografia oclusal mandibular mostra a maior largura do osso versus a largura da crista, que é onde a informação de diagnóstico é mais necessária

v. . Com esta projeção, perde-se a relação espacial entre as estruturas críticas e o local proposto para o implante

vi. O grau de mineralização do osso trabecular não é determinado a partir desta projeção

4. Radiografia panorâmica

É descrita como uma técnica radiográfica tomográfica de plano curvo utilizada para representar o corpo da maxila, da mandíbula e dos seios maxilares numa única imagem. No passado, esta modalidade era provavelmente a modalidade de diagnóstico mais utilizada em implantologia dentária **(Figura 21)**. Para a obtenção de imagens pré-cirúrgicas quantitativas de implantes, a radiografia panorâmica não é a mais diagnóstica, no entanto, as imagens panorâmicas fornecem uma visão geral dos maxilares e são geralmente consideradas adequadas na avaliação preliminar do local do implante.[37] Apesar da sua popularidade devido à sua facilidade, rapidez e conveniência para a avaliação da anatomia macroscópica dos maxilares e facilidade, o implantodontista deve compreender as limitações fundamentais intrínsecas caraterísticas deste tipo de radiografia.[24,59,60,62]

As vantagens são[56,57,58]: -

i. Excelente radiografia de "rastreio" para o planeamento pré-cirúrgico de implantes. Pode ser avaliada a anatomia macroscópica dos maxilares e outros achados patológicos relacionados.

ii. Relação anatómica espacial: As radiografias panorâmicas demonstram as estruturas anatómicas vitais adjacentes aos potenciais locais receptores dos implantes. Quando os implantes se destinam a ser inseridos entre dentes, entre um dente e o forame mental ou entre um dente e o bordo anterior do seio maxilar, devem ser sempre obtidas radiografias intra-orais suplementares através da técnica de paralelização.

iii. A altura vertical do osso pode ser inicialmente avaliada.

iv. O procedimento é efectuado com comodidade, facilidade e rapidez na maioria dos consultórios dentários.

v. Baixo custo para o paciente com dose mínima de radiação.

As limitações associadas à radiografia panorâmica incluem: -

i. Ampliação/distorção: - Todas as radiografias panorâmicas sofrem de uma ampliação horizontal e vertical não uniforme, juntamente com uma espessura de secção tomográfica que varia de acordo com a posição anatómica e apresenta medidas imprecisas **(Figura 22)**.

ii. Modalidade radiográfica 2d: - É uma imagem 2d de uma estrutura 3d. Para além de produzir uma imagem achatada e espalhada, também não demonstra as dimensões bucolinguais das estruturas maxilofaciais e, por conseguinte, as estruturas vitais e a largura do osso não podem ser determinadas com precisão.

iii. Não apresenta uma avaliação exacta da qualidade/mineralização óssea e não identifica e localiza com precisão as estruturas vitais, tais como -

a) Canal mandibular
b) Forame mentoniano
c) Anéis anteriores
d) Identificação dos septos
e) Identificação dos forames acessórios

Embora a imagem panorâmica seja considerada um padrão de ouro, a sua resolução inferior não permite a avaliação de pormenores finos, necessários para a avaliação das estruturas ósseas. Muitas vezes, a imagem tem sobreposição de imagens duplas, reais e fantasmas, o que resulta em dificuldade de visualização de detalhes patológicos e anatómicos.

Por conseguinte, as radiografias panorâmicas só têm valor para a avaliação inicial 21.24,28

5. **<u>Zonografia</u>:** - Modificação da máquina de raios X panorâmicos que gera uma imagem transversal dos maxilares, utilizando a tomografia linear de ângulo limitado. Permite a apreciação da relação espacial entre as estruturas críticas e o local do implante[28].

6. **Radiografia cefalométrica lateral: -**

As radiografias cefalométricas laterais fornecem informações precisas sobre o osso disponível na região médio-sagital da maxila e da mandíbula. Devido às longas distâncias focais do filme usadas na radiografia cefalométrica, a imagem resultante tem uma ampliação mínima.[24] A radiografia cefalométrica lateral também é útil porque demonstra a geometria do alvéolo na região médio-anterior e a relação da placa lingual com a anatomia esquelética do paciente. A vista cefalométrica lateral também pode ajudar a avaliar a perda de dimensão vertical, a relação do arco esquelético, a relação coroa/implante anterior, o perfil do tecido mole, a posição anterior do dente na prótese e o momento de forças resultante. Como resultado, as radiografias cefalométricas são uma ferramenta útil para o desenvolvimento de um plano de tratamento com implantes, especialmente para pacientes completamente desdentados. No entanto, esta técnica não é útil para demonstrar a qualidade óssea e apenas demonstra uma imagem transversal do alvéolo, onde os raios centrais do aparelho de raios X são tangentes ao alvéolo[57,58].

As desvantagens das radiografias cefalométricas incluem a informação da secção transversal limitada à área da linha média e a dificuldade de acesso à máquina cefalométrica. Qualquer estrutura que não esteja na linha média é sobreposta no lado contralateral. Esta técnica radiográfica é sensível à técnica do operador e, se for incorretamente posicionada, resultará numa imagem distorcida. Tem compromissos com a resolução e nitidez em comparação com a técnica radiográfica intra-oral **(Figura 23).**[59]

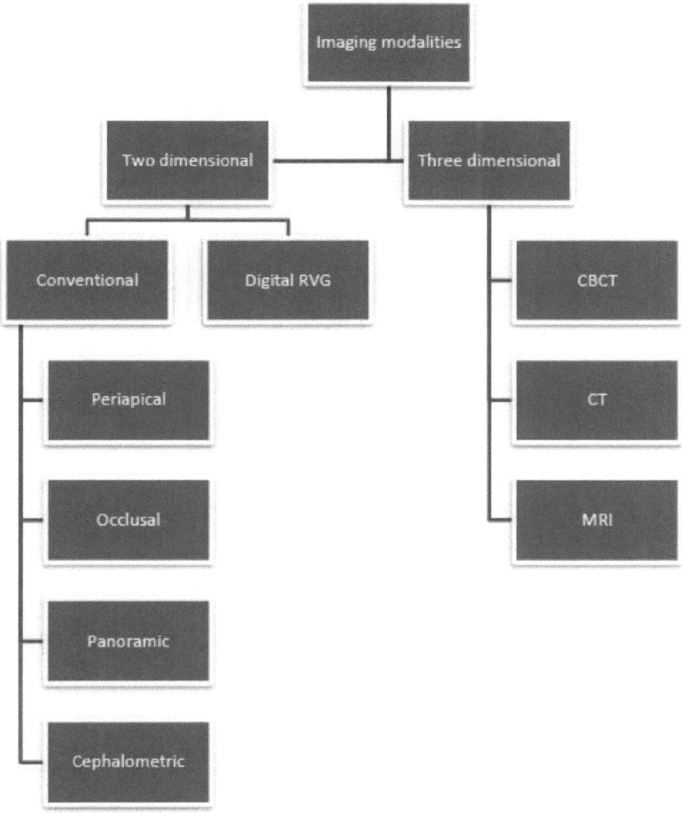

Figura 17: - Modalidades de imagiologia utilizadas para o planeamento de implantes

Cortesia: - Karjodkar FR. Fundamentos da radiologia oral e maxilofacial. Jaypee Brothers Medical Publishers; 2019

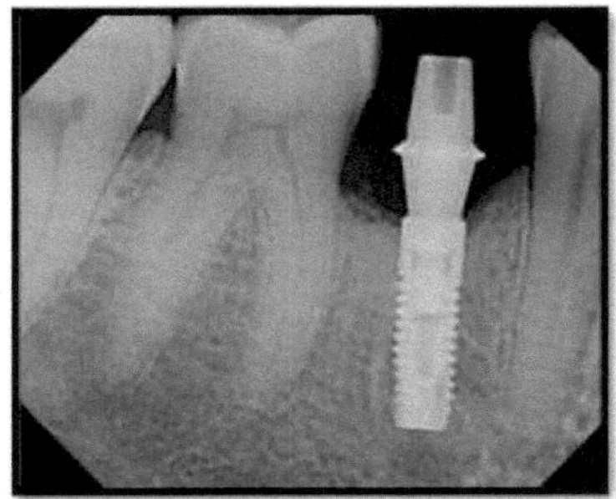

Figura 18: - Colocação do implante numa película IOPAR
Cortesia: - Misch CE, Resnik R. Misch's evitando complicações em implantologia oral. Elsevier Ciências da Saúde; 2017; p.1-2402

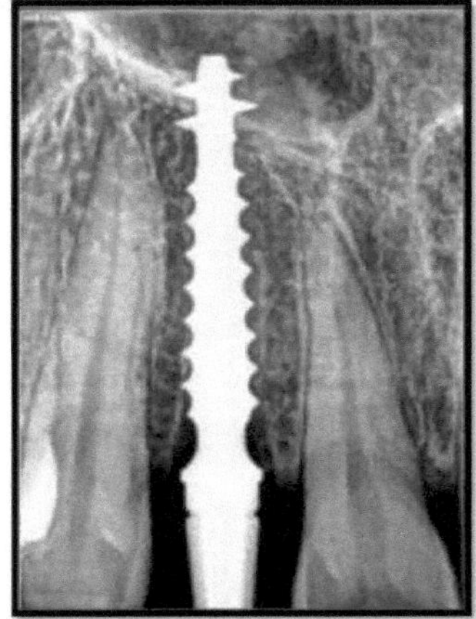

Figura 19: - Colocação do implante no RVG
Cortesia: - Misch CE, Resnik R. Misch's evitando complicações em implantologia oral. Elsevier Ciências da Saúde; 2017; p.1-2402

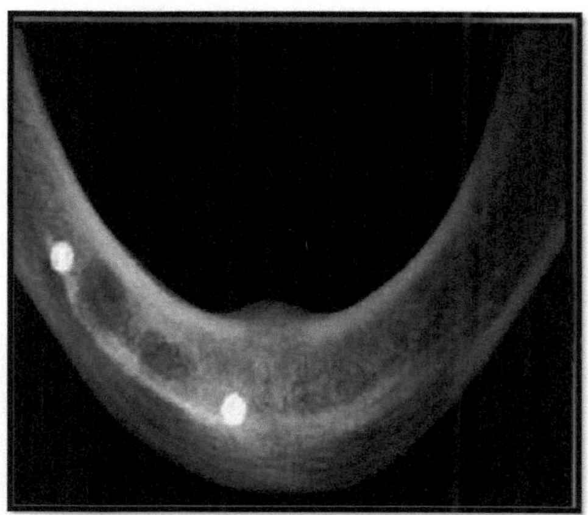

Figura 20: - Colocação do implante numa película oclusal
Cortesia: - Misch CE, Resnik R. Misch's evitando complicações em implantologia oral. Elsevier Ciências da Saúde; 2017; p.1-2402

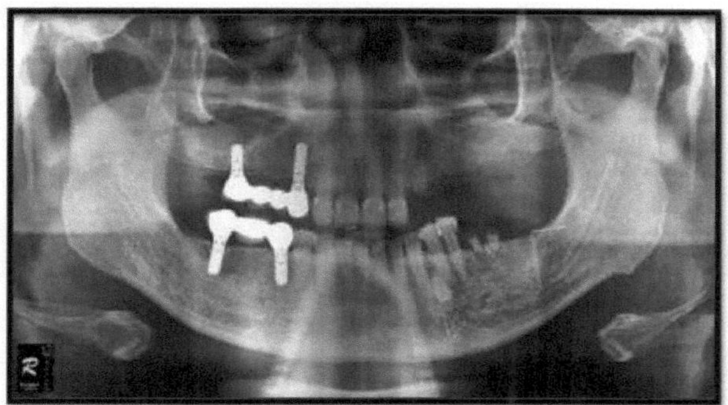

Figura 21: - Panorâmica mostrando a colocação de implantes
Cortesia: - Misch CE, Resnik R. Misch's evitando complicações em implantologia oral. Elsevier Ciências da Saúde; 2017; p.1-2402

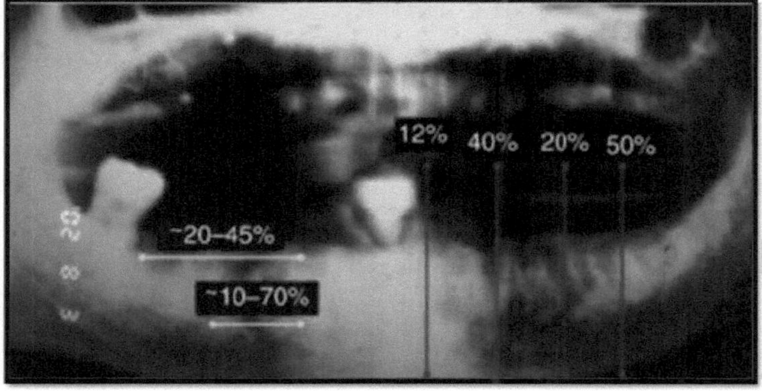

Figura 22: - Panorâmica que mostra uma ampliação não uniforme no plano vertical e horizontal, representando medições incorrectas. A ampliação vertical pode ser determinada; no entanto, a ampliação horizontal é totalmente imprecisa

Cortesia: - Misch CE, Resnik R. Misch's avoiding complications in oral implantology (Complicações evitadas por Misch em implantologia oral). Elsevier Health Sciences; 2017; p.1-2402

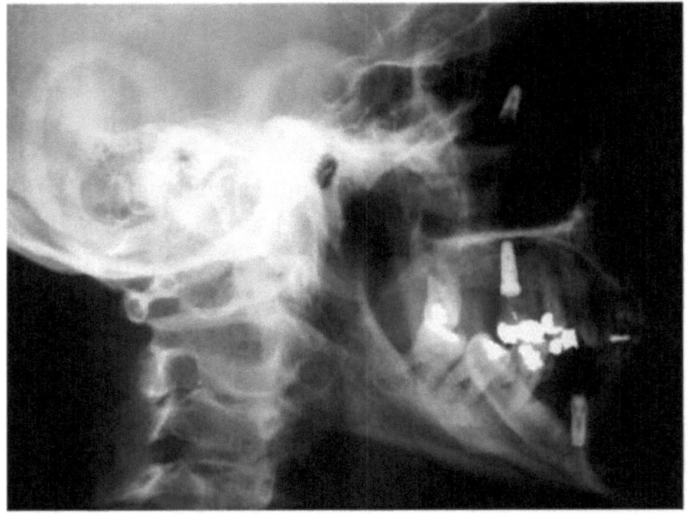

Figura 23: - Radiografia cefalométrica lateral mostrando o implante nas regiões posterior do maxilar e anterior da mandíbula

Cortesia: - Misch CE, Resnik R. Misch's evitando complicações em implantologia oral. Elsevier Ciências da Saúde; 2017; p.1-2402

III **Imagiologia 3D**

1. Scanners de TAC

A tomografia computorizada foi inventada por Sir Godfrey Hounsfield e introduzida em 1972. Com a avaliação da tecnologia mais recente, a tomografia computorizada conferiu novas dimensões à imagiologia de implantes. A tomografia computorizada fornece toda uma gama de imagens, tais como cortes transversais, panorâmicas ou vistas tridimensionais, cada uma com elevada resolução e precisão. Desde há muito tempo que é a norma de ouro para a avaliação pré-implantação dos maxilares. A tomografia computorizada/tomografia axial computorizada (CT/CAT) é uma técnica de imagiologia digital e matemática que cria secções tomográficas em que a camada tomográfica não é contaminada por estruturas desfocadas da anatomia adjacente.[40] As unidades de CT modernas têm velocidades de gantry extremamente rápidas e geram múltiplos feixes de raios X em forma de leque, pelo que as unidades de CT multislice têm tempos de exame muito curtos e as imagens isotrópicas podem ser reformatadas em qualquer plano[20,21].

A geração mais recente de exames de TC produz imagens axiais perpendiculares ao eixo longo do doente através da rotação de uma fonte de radiação que emite feixes em forma de leque a 360 graus à volta e captura raios X, que transmitem o sujeito e os dados são processados por um computador **(Figura 24,25)**. Devido à forma única como um exame de TC adquire imagens e à tecnologia de reconstrução, as imagens de TC possuem uma elevada resolução e precisão com um mínimo de distorção e ampliação.[24] Com os tomógrafos da atual geração, as imagens reformatadas são caracterizadas por uma espessura de secção de 0,25 mm de tamanho de pixel e uma resolução no plano de 1 pixel pelo espaçamento de varrimento de 0,5-1,5 mm, produzindo uma resolução geométrica semelhante à das imagens planas. A densidade das estruturas na imagem é absoluta e quantitativa e pode ser utilizada para diferenciar os tecidos na região e caraterizar a qualidade do osso. Esta modalidade de raios X permite a obtenção de imagens seccionais dos maxilares, podendo ser visualizada toda a mandíbula e maxila ou uma região restrita de interesse.[40] As modalidades mais recentes de TC são a TC multislice, TC de fonte dupla, TC de 256 cortes, TC de geometria inversa, etc. Os protocolos de imagem por TC que associam imagens reconstruídas axiais e multiplanares em TC multidetectores (TCMD) demonstraram a maior precisão, com 93% de sensibilidade e 100% de especificidade.[43]

Um dos pré-requisitos para o tratamento adequado com implantes é a identificação das estruturas anatómicas pertinentes e os exames de TC serão capazes de identificar a maioria dos canais alveolares inferiores quando são realizadas múltiplas vistas transversais.[22] Na imagiologia de implantes por TC, são obtidos múltiplos cortes axiais finos através dos maxilares e, em seguida, os dados são reformatados com pacotes de software especiais para produzir vistas transversais e panorâmicas **(Figura 26)**. Estão disponíveis programas informáticos para analisar as imagens reformatadas e ajudar a planear a colocação de implantes com dispositivos de fixação simulados eletronicamente, medir a distância da crista alveolar às estruturas vitais.[20]

As várias vantagens e limitações da tomografia computadorizada são apresentadas a seguir[63]: -

i. A tomografia computorizada apresenta sempre imagens de toda a arcada.

ii. Permite uma visualização mais precisa das estruturas anatómicas sem sobreposição.

iii. Permite a visualização contínua da tomografia de superfície.

iv. Os pormenores dos tecidos moles são preservados.

v. O conforto do doente é excelente. Não é necessária hiperextensão do pescoço durante o exame.

vi. A duração do exame é em segundos. Por isso, é muito cómodo para os doentes.

vii. Produz uma exposição radiográfica mais baixa do que as técnicas combinadas

e permite a reconstrução a partir dos dados originais em vez de uma nova exposição do doente.

viii. Permite a verificação do local e a orientação da reconstrução.

ix. É possível obter secções finas de imagens.

x. A tomografia em película não consegue mostrar a gama de contraste que é apresentada na TC.

xi. O exame de TC produz normalmente 50 a 100 imagens de secções transversais de 1 a 2 mm em locais definidos em torno da arcada dentária, para além de vistas panorâmicas, axiais e outras.

xii. Permite uma avaliação pré-operatória para maximizar a utilização do osso disponível.

xiii. Permite a visualização e a localização exacta de defeitos de desenvolvimento, corpos estranhos, cortes inferiores e patologia óssea.

xiv. Apenas a TC pode apresentar imagens em "tamanho real" para que possam ser efectuadas medições precisas.

xv. Apenas a TC pode obter amostras da densidade do osso nas regiões de interesse selecionadas e comparar estas estimativas com o osso da coluna cervical ou de outro local.

xvi. Os artefactos de riscas dos materiais de restauração dentária, que interferem com a visualização do osso em imagens axiais diretas, não degradam as imagens de corte transversal reformatadas porque os artefactos não são normalmente projectados ao nível do processo alveolar.

As limitações são: -

i. O movimento do doente deve ser evitado durante todo o exame.
ii. A técnica e o equipamento são menos acessíveis.
iii. O custo é superior ao das técnicas radiográficas convencionais.
iv. A dose de radiação é maior em comparação com as técnicas convencionais.
v. Não é possível efetuar o planeamento virtual de implantes

2. Tomografia computorizada de feixe cónico (CBCT)

Para ultrapassar algumas das desvantagens das radiografias bidimensionais e dos scanners de TC médicos convencionais, foi desenvolvido um novo tipo de tomografia computorizada específica denominada tomografia volumétrica de feixe cónico (CBVT) ou tomografia computorizada de feixe cónico (CBCT). No passado, a tomografia computorizada convencional foi subutilizada devido à sua dose de radiação potencialmente elevada e resolução inferior, ao custo mais elevado, à grande área de implantação e à dificuldade de acesso, ao passo que, devido à baixa dose de radiação inerente à tecnologia de feixe cónico, as limitações da tomografia computorizada médica foram ultrapassadas (tabela 4). Também tem vantagens, incluindo a potencial instalação e utilização "no consultório", que permite ao médico e ao doente a conveniência das capacidades de digitalização e planeamento do tratamento no local.[24,60,65]

A TCFC utiliza uma fonte de raios X rotativa que gera um feixe de forma cónica, cuja largura pode ser modificada para se adaptar a volumes de imagem de tamanho variável, desde metade de uma arcada dentária até à cabeça inteira **(Figura 27).**[81] Caracteriza-se pela aquisição de dados volumétricos verdadeiros obtidos simultaneamente durante uma rotação da fonte de raios X. A energia atenuada dos raios X é adquirida por um único detetor com apenas uma rotação em torno da cabeça do paciente (na maioria dos sistemas de CBCT). À semelhança da TC, a informação de diagnóstico é recolhida através da atenuação dos raios X dos voxels do volume de imagem (numerosos cubos pequenos dentro do volume de imagem referido anteriormente). Estes dados são recolhidos por um único detetor e convertidos em tons de cinzento, tal como acontece na TC. A principal diferença entre a TC e a TCFC em termos do processo de aquisição é o facto de os dados de imagiologia serem adquiridos de todo o volume de uma só vez (uma volta) na TCFC, em vez de pilhas de cortes (várias voltas) como acontece na TC.[24,45,61,67] **A Tabela 6** compara e contrasta a TC e a TCFC.

Uma das vantagens mais óbvias da imagiologia por TCFC em relação à imagiologia radiográfica convencional é a capacidade de visualizar e medir estruturas anatómicas em três dimensões. A anatomia de qualquer local ou estrutura fotografada pode ser visualizada em cortes bidimensionais multidireccionais ou como uma forma física em reconstruções volumétricas. Os dados da imagem podem ser visualizados num plano ou curva definidos pelo operador. As medições podem ser feitas de forma linear ou volumétrica, sendo esta última mais adequada para a simulação de implantes e planeamento de tratamentos. [24,31,45] Alguns scanners incluem software que facilita a rotulagem visual e a identificação de estruturas anatómicas importantes, tais como canais nervosos e seios paranasais, bem como a simulação computorizada da colocação de implantes. A capacidade de exportar dados como ficheiros DICOM (Digital Imaging and Communications in Medicine) também permite o carregamento de dados de imagem para aplicações de software de terceiros para visualização de estruturas anatómicas, simulação de implantes e planeamento de tratamentos. As imagens de TCFC são mais úteis para o planeamento pré-cirúrgico de implantes do que quaisquer outras modalidades de imagem **(Tabela 8)**. Na reconstrução virtual da TCFC, a utilização de aplicações de software específicas pode ajudar o médico a avaliar a anatomia específica do doente, interpretando as estruturas ósseas, os nervos e os vasos.

Uma das regras fundamentais em implantologia é que a colocação de implantes cirurgia deve ser orientada para a prótese, o que significa que os implantes devem ser planeados tendo em conta os resultados finais antes de iniciar a cirurgia e, por conseguinte, a estrutura protética final é considerada o ponto de partida para o planeamento do tratamento, tanto do ponto de vista funcional como estético, sendo a TCFC a melhor opção. A vantagem mais importante da TCFC é o facto de proporcionar ao clínico uma capacidade interactiva de avaliação dimensional em tempo real **(Figura 28,29)**.

Um exame CBCT, em combinação com um software de planeamento

cirúrgico para produzir uma férula cirúrgica CAD/CAM, pode ser utilizado como um ambiente de planeamento virtual para recapitular a colocação ideal das próteses, da oclusão e dos implantes de suporte associados, num ambiente virtual. As grandes variações dentro de

As unidades de TCFC podem conduzir a graus variáveis de precisão linear, de diagnóstico e de modelo 3D, que são necessários para aperfeiçoar as tarefas de diagnóstico, o planeamento cirúrgico e a transferência CAD/CAM. A Implantologia baseada em computador envolve o planeamento virtual utilizando a TCFC do maxilar associado e o stent radiográfico, denominado técnica de digitalização dupla, que ajuda a decidir a posição mais adequada do implante em relação às estruturas anatómicas e, consequentemente, o resultado protético[66,67].

Com a popularidade da CBCT, cada vez mais empresas estão a desenvolver novos modelos para melhorar as propriedades e a visualização das imagens ((**Tabela** 7).[69,70,71,72]

As várias limitações da CBCT são[66,67,73]: -

i. Suscetível a artefactos de movimento e endurecimento do feixe em torno de objectos densos.

ii. Resolução de contraste limitada atribuída principalmente à elevada radiação de dispersão durante a aquisição de imagens e aos artefactos inerentes ao detetor de painel plano.

iii. Uma capacidade limitada de visualizar os tecidos moles internos.

iv. Aumento do ruído da radiação de dispersão e perda concomitante da resolução do contraste.

v. Não pode ser utilizado para a estimativa de unidades Hounsfield (HU)

vi. A clareza das imagens de CBCT é afetada por diferentes artefactos, tais como: artefactos do feixe de raios X, artefactos relacionados com o doente, artefactos relacionados com o scanner, artefactos relacionados com o feixe cónico, etc. Devido a este artefacto, menos de 6 mm de osso adjacente a um implante podem ser subestimados ou imperceptíveis.

Devem ser aplicados critérios de seleção às várias modalidades de imagiologia utilizadas em implantologia dentária. O prescritor deve considerar os riscos potenciais devido à exposição à radiação versus os benefícios percebidos do procedimento de imagiologia. Quando o médico dentista prescreve um exame radiográfico, deve ter em mente o princípio ALARA (tão baixo quanto razoavelmente possível).[74,75] O risco global a longo prazo para um doente de um procedimento como um exame de TCFC é melhor estimado calculando a dose efectiva associada a um determinado protocolo e equipamento de exame. Na CBCT dentária, a dose efectiva varia consideravelmente entre máquinas. **A Tabela 9** apresenta os intervalos de dose efectiva registados em TCFC, em comparação com outras fontes de radiação comuns[76,77,78,79].

As radiografias só devem ser prescritas quando a informação não puder ser obtida de forma menos invasiva. **A Tabela 10** resume as várias modalidades de imagiologia utilizadas para a imagiologia de implantes.

	CBCT	**TC**
Diferenças • Forma do feixe de radiação • Modo de deslocação • Tamanho da máquina • Localização • Custo • Posição do doente • Tempo de digitalização • Exposição a radiações • Qualidade de imagem/resolução de imagem	• Feixe de raios X não colimado e em forma de cone • Uma rotação de 360 graus • Mais pequeno (como uma máquina panorâmica) • Consultório dentário ou centro de imagiologia • Menos • Sentado ou de pé • (10 a 40 s) • Menos • O tamanho do voxel pode ser tão pequeno como 0,1 mm • Bom para tecidos duros, mas não discriminatório para tecidos moles	• Feixe de raios X colimado e em forma de leque • Rotações múltiplas em espiral • Maior (mais do que o tamanho de um humano) • Hospital ou centro de imagiologia • Mais • Em decúbito dorsal • <10s • Mais • Tamanho do voxel 0,5 mm no mínimo • Escala de cinzentos de elevada discriminação para tecidos moles e duros
Semelhanças - Aquisição de dados	Cortes axiais armazenados sob a forma de 3.0 DICOM	
- Processamento de dados	Compatível com software específico para medicina dentária Os dados podem ser reformatados em cortes transversais, panorâmicas, cefalométricas e vistas tridimensionais	
- Aplicações de terapia com implantes	Fornecer uma vista transversal única e reconstruções em 3D.	
	Ajudar no diagnóstico,	

	tratamento planeamento, incluindo a colocação de implantes virtuais e a transferência de planos de tratamento para locais cirúrgicos	

SL.NO	Fabricante	Kvp	Tamanho do voxel	FOV
1.	3Forma	60-90	0.075 0.400	FOV livremente ajustável de 2 X 2 a 15X15 (padrão: 2 X 2-8 X 8; opção: 15 X 8; 15 X 15)
2.	Grupo Acteon	60-86	0.088	5 X 5; 8,5 X 5; 8,5 X9,3; 12 X 10
3.	Técnicas aéreas	50-99	0.080-0.20	5 X 5; 13 X 7; 13 X 8.5
4.	Carestream	60-90	0.075 0.400	4 X 4; 5 X 5; 8 X 5; 8 X 8; 8 X 9
5.	Dentsply Sirona	60-90	0.080 0.220	5 X 5,5; 8 X 8; 11 X 10
6.	Imtec	120	0.090 0.400	até 10,8 X 9,6
7.	Morita	75-90	0.125	4 X 4; 4 X 8; 8 X 8
8.	Owandy	60-86	0.092	4 X 9; 5 X 9; 9 X 8
9.	Planmeca	60-120	0.075 0.600	3,4 X 4,2; 3,4 X 6,8; 4 X 5; 4 X 8; 6,8 X 4,2; 6,8 X 6,8; 8 X 4; 8 X 5; 8 X 8; 8,5 X 5; 8,5 X 8,5; 10 X 6; 10 £ 8; 10 X 10; 10 X 14; 16 X 8; 16 X 10; 16 X 14; 20 X 6; 20 X 8; 20 X 10; 20 X 14; 20 X 17
10	PointNix	50-90	0.160	12 X 9; 14 X 9
11.	Ponto 800 HD 3D Plus	50-90	0.183 0.427	10 X 9; 12 X 9
12.	PointNix	50-90	0.183 0.427	10 X 9; 12 X 9
13	Sistemas QR	110	0.100 0.300	5 X 5; 8 X 5; 8 X 8; 10 X 5; 10 X 10; 12 X

				8; 15 X 5; 15 X 12; 16 X 16; 24 X 19
14.	Ray Medical	60-90	0.100 0.300	5 X 9; 10 X 10
15.	Saletec Acteon	105	0.100 0.500	6 X 6; 8 X 8; 12 X 8; 15 X13; 20 X 17
16.	Dentom CBCT	60-90	0.133 0.350	6 X 6; 7,5 X 10; 7,5 X 14.5;13 X14.5
17.	Tridente	61-85	0.160	8.5 X 8.5
18.	Vatech	60-99	0.080 0.300	5 X 5; 8 X 9; 12 X 9; 13 X10; 16 X 9; 18 X 10

Tabela 8: -Capacidades de diagnóstico das técnicas de imagiologia utilizadas em implantologia dentária

Modalidade	Estrutura e densidade	Forma e contorno do osso	Anatomical boundaries	Medidas super-inferiores	Medições mesio-distais	Medições buco-linguais	Expor tação para planeamento impla ntável
IOPAR	++	-	+	++	++	-	**Não**
OPG	++	-	+	++	-	-	**Não**
LATERAL CEPH	-	+/-	-	-	-	-	**Não**
TC	+	+++	+++	+++	+++	+++	**Sim**
CBCT	+	+++	+++	+++	+++	+++	**Sim**

Quadro 9: -Dose efectiva de várias modalidades de imagiologia[22]

Radiografia intra-oral	**Pano**	**Tomografia convencional**	**TC**	**CBCT**
Dose efectiva durante vários exames (uSv) 1-6 (1PA) 43-63 (boca cheia)	30	37-59 (1 sítio na mandíbula 74-134(1 sítio na maxila) 264 (mandíbula) 477 (maxila)	242-364 (mandíbula) 448-564(maxila)	66-806
Estimativa da	1	NA	33 (Mandíbula)	12-36

radiação de fundo relativa(d) 7 (boca cheia)			26 (Maxila) 38 (ambos os maxilares)	
Risco de mortalidade ($x10^6$) 2-3 (boca cheia)	1.5	2-3 (1 local em mandíbula) 4-7 (1 local na maxila) 13 (mandíbula) 24 (maxila)	12-18(Mandíbula) 22-28(Maxila)	2-59

Modalidade de imagiologia	**Aplicação**	**Informação transversal**	**Vantagens**	**Desvantagens**	**Dose de radiação**
Periapical	Locais de implantes individuais	Não	Alta resolução Baixo custo Disponibilidade imediata	Duração Tamanho limitado Reprodutibilidade limitada	Baixo
Oclusal	Locais de implantes individuais Mapeamento para tomografia multidirecional	Não	Alta resolução Baixo custo Disponibilidade imediata Grande área de cobertura	Distorção Sem reprodutibilidade	Baixo
Panorâmica	Vários locais Vista de levantamento da anatomia óssea	Não	Visualização de todas as estruturas anatómicas Baixo custo Disponibilidade imediata	Resolução inferior Ampliação variável Distorção potencial causada por erros de posicionamento	Baixo
Tomografia	Imagens em corte transversal do local do implante	Sim	Visualização de todos os anatómica informações no terceiro dimensão Sobreposição mínima Imagens limitadas a sítios designados	Disponibilidade limitada Custo moderado Técnica sensível Grande curva de aprendizagem	Moderado baixo, dependendo do número de sítios
Tomografia computorizada	Imagiologia transversal de múltiplos locais de implante	Sim	Fácil visualização e interpretação, avaliação exacta das dimensões e densidade ósseas Compatível com implantes	Imagiologia de toda a cavidade oral, não apenas dos locais de interesse Disponibilidade limitada Custo	Elevado

			electrónicos	elevado	
			software de colocação		
Imagem por ressonância magnética	Imagiologia transversal de múltiplos locais	Sim	Radiação não ionizante Avaliação adequada das dimensões ósseas. Permite a avaliação da cicatrização em procedimentos de elevação do seio maxilar.	Curva de aprendizagem inicial As aparências dos tecidos são inicialmente confusas para os clínicos Não pode ser utilizado em doentes.	Nenhum

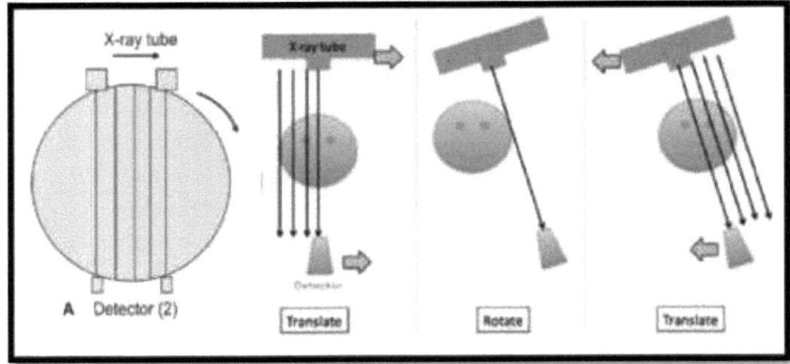

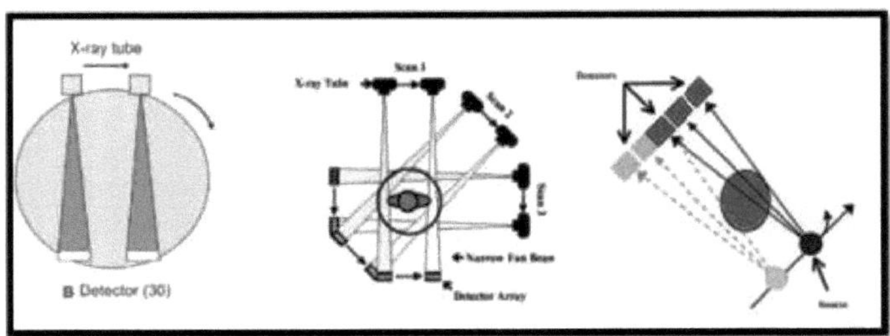

Figura 24: - A & B 1ª e 2ª geração de TC

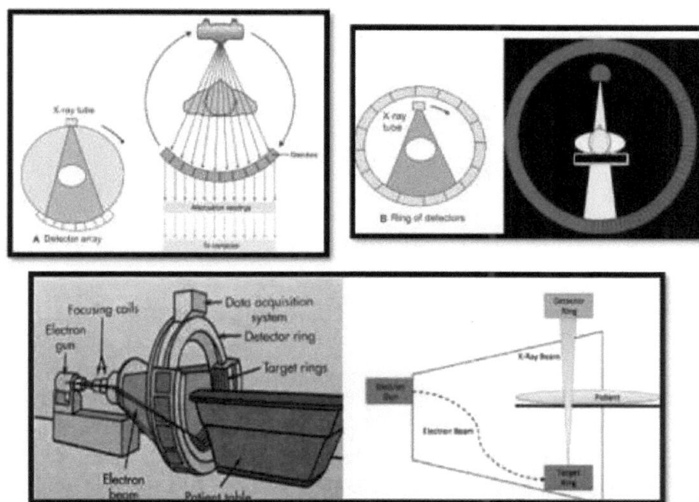

Figura 25: - A, B & C 3ª, 4ª e 5ª geração de TC
Cortesia: - Dental CT terceiro olho

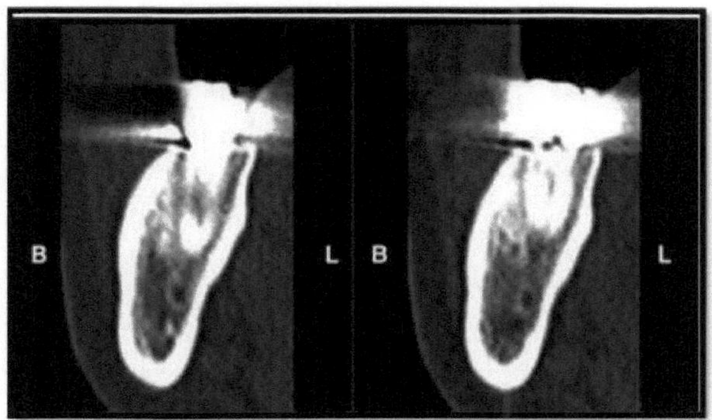

Figura 26: - Implante dentário em imagem de TAC
Cortesia: -Jaju PP, Suvarna PP. TC dentária em Implantologia. TC Dentária Terceiro Olho em Implantes Dentários. 2012.

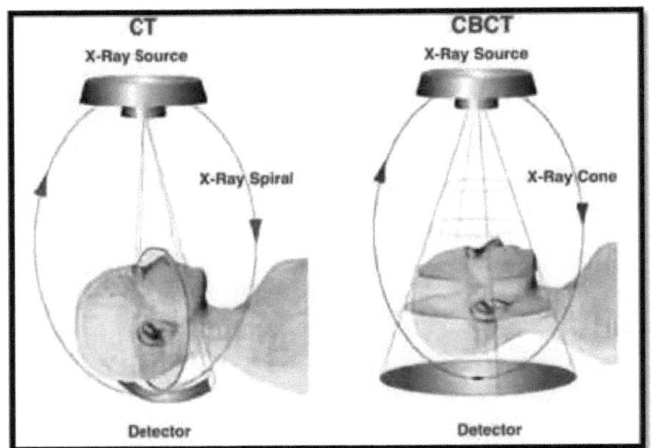

Figura 27: - Comparação da forma do feixe em TC e CBCT
Por cortesia: -Venkatesh E, Elluru SV. Tomografia computorizada de feixe cónico: noções básicas e aplicações em medicina dentária. Jornal da Faculdade de Medicina Dentária da Universidade de Istambul. 2017;51(3 Suppl

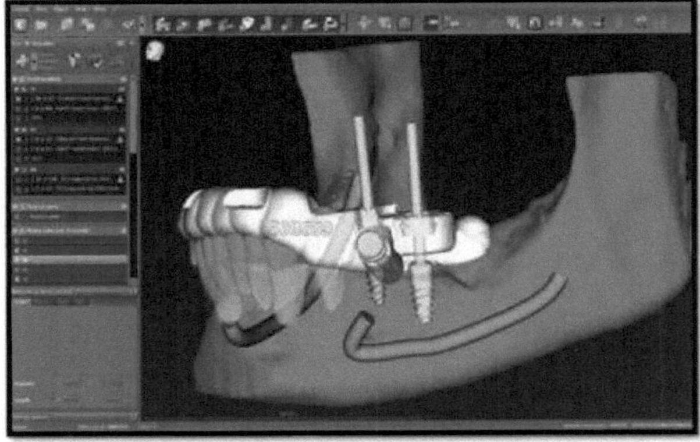

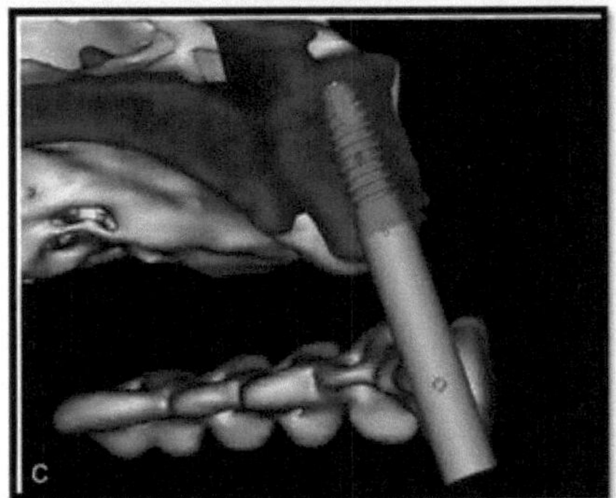

Figura 28: - Planeamento virtual de implantes em CBCT
Cortesia: -3D Diagnoostic.com

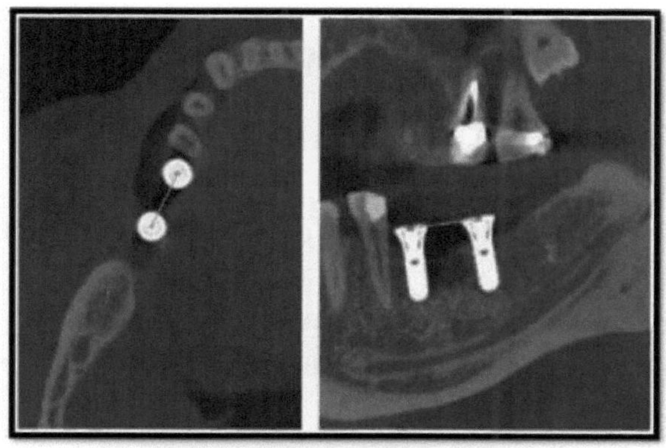

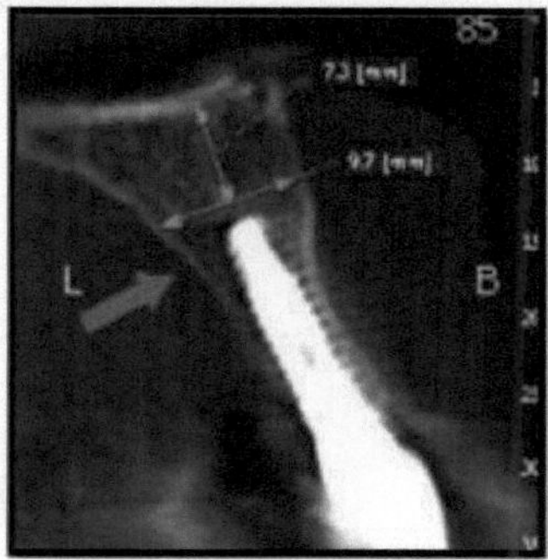

Figura 29: - Implante visto na CBCT
Cortesia: - Misch CE, Resnik R. Misch's evitando complicações em implantologia oral. Elsevier Ciências da Saúde; 2017; p.1-2402

CAPÍTULO 4

FLUXO DE TRABALHO DIGITAL EM IMPLANTOLOGIA DENTÁRIA

Introdução

CBCT: Tomografia computorizada de feixe cónico. DICOM: Digital imaging and comunicações em medicina. IOS: Scanner intra-oral. EOS: Extraoral extra-oral. STL: Linguagem de tesselação padrão (anteriormente estereolitografia).

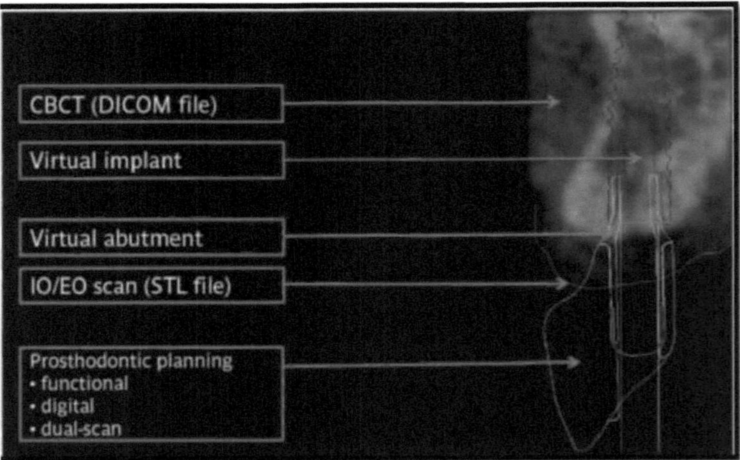

Nesta plataforma, são executadas várias etapas de planeamento, como se segue[44,81,71]: -

1. Importar, segmentar e alinhar ficheiros DICOM
2. Definir a curva panorâmica
3. Correspondência de ficheiros DICOM e STL
4. Preparação digital dos dentes (planeamento protético)
5. Seleção e planeamento virtual de implantes
6. Seleção e planeamento virtual do pilar
7. Planeamento virtual de aumento ósseo
8. Conceção digital de um modelo cirúrgico para colocação guiada de implantes
9. Apresentação de um protocolo cirúrgico
10. Conectividade com software CAD/CAM

A. Etapas de diagnóstico do fluxo de trabalho digital[80,71,72]

Conjuntos de dados digitais obtidos do doente (modelo de diagnóstico digital) com uma digitalização IOS ou EOS de um modelo de diagnóstico físico (pedra fundida).

↓

Importados para o software de planeamento de implantes (CAD) (lendo diretamente os ficheiros a partir da sua localização no servidor, através de uma transferência web (ftp), ou por transmissão direta da unidade IOS para o laboratório digital) **(Figura 30).**

↓

Modificar o ficheiro STL original para criar uma representação virtual de um modelo convencional, incluindo a inserção de análogos de implantes e matrizes de preparações dentárias

Outro método: - Imagiologia digital 3D.

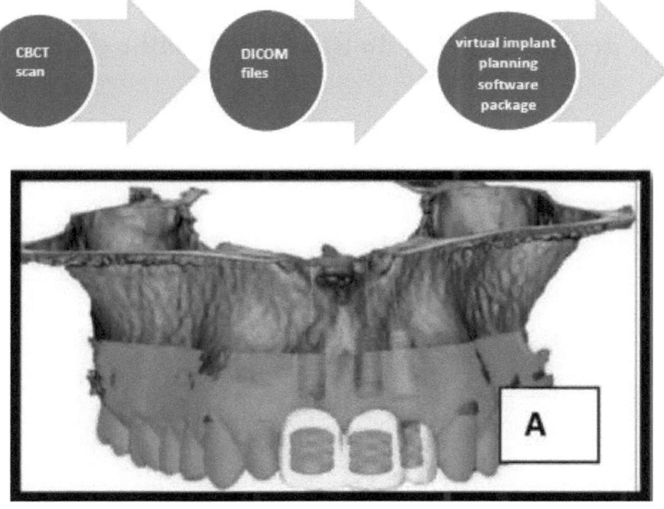

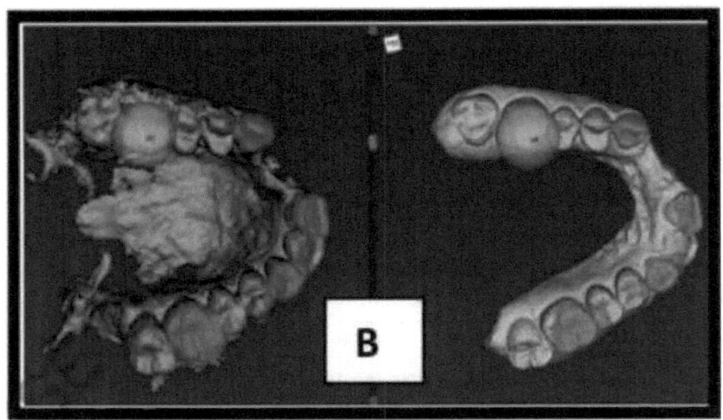

Figura 30: - A. Renderização 3D dos dados DICOM (cinzento) e STL (verde) fundidos, B. Processo de fusão no software de planeamento que apresenta os ficheiros DICOM (esquerda) e STL (direita). A azul: Ficheiros marcados. Verde: Áreas selecionadas para indicar as áreas de correspondência para o software.

Cortesia: - Gallucci GO, Evans C, Tahmaseb A. Fluxos de trabalho digitais em Implantodontia. Quintessenz Verlag 2019; 11:1-299.

B. Etapas de planeamento do fluxo de trabalho digital

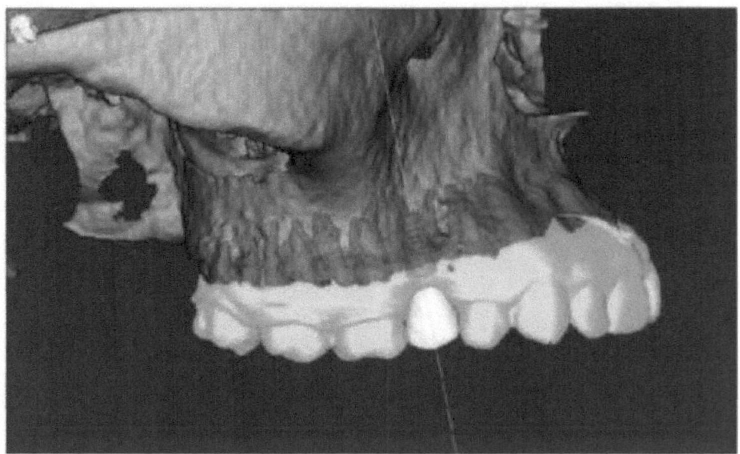

Figura 31: - Etapas de planeamento do fluxo de trabalho digital

Cortesia: - Gallucci GO, Evans C, Tahmaseb A. Digital Workflows ¡ i in Implant Dentistry. Quintessenz Verlag 2019; 11:1 -299.

A figura 31 mostra o software de implante virtual. **Estrutura 3D a cinzento**: Segmentação do ficheiro DICOM mostrando apenas osso. **Estrutura 3D verde**: Segmentação do ficheiro DICOM mostrando apenas dentes. **Imagem 3D amarela**: Ficheiro STL obtido a partir de uma unidade IOS que mostra dentes e tecidos moles, fundido com o ficheiro DICOM. Vermelho: Planeamento virtual de implantes. **Branco**: Configuração digital dos dentes. [82,83,86]

C. Etapas cirúrgicas do fluxo de trabalho digital

No momento da colocação do implante, se for utilizada uma guia fabricada digitalmente, pode muitas vezes ser considerado o primeiro passo do ambiente digital no campo clínico, o que torna extremamente importante verificar o ajuste clínico e a estabilidade da guia. A inclusão de janelas de inspeção é uma caraterística de conceção comum das guias cirúrgicas para verificação visual da exatidão do ajuste **(Figura** 32,33). [80,82,85]

D. Guia cirúrgico de implantes

Define-se como "modelo cirúrgico como um guia utilizado para auxiliar na colocação e angulação cirúrgicas corretas dos implantes dentários"[73]. Estes guias de perfuração gerados por computador são fabricados através do processo de estereolitografia e são utilizados durante a cirurgia para reproduzir o procedimento planeado por computador. Estas guias permitem evitar estruturas vitais (nervos, cavidade sinusal) e permitem uma colocação precisa dos implantes. As guias cirúrgicas são muito úteis para a precisão e exatidão da colocação dos implantes **(Figura 34, 35).**[85,86]

O principal objetivo do modelo cirúrgico: -

a) Dirigir o sistema de perfuração de implantes

b) Proporcionar uma colocação exacta do implante de acordo com o plano de tratamento cirúrgico.

c) Transferir com precisão o plano para o local da operação

Uma guia cirúrgica é a união de dois componentes:

a) Os cilindros-guia ajudam a transferir o plano, orientando a broca no local e orientação exactos

b) A superfície de contacto encaixa-se num elemento das gengivas do doente ou no maxilar do doente (ou seja, no osso, nos dentes).

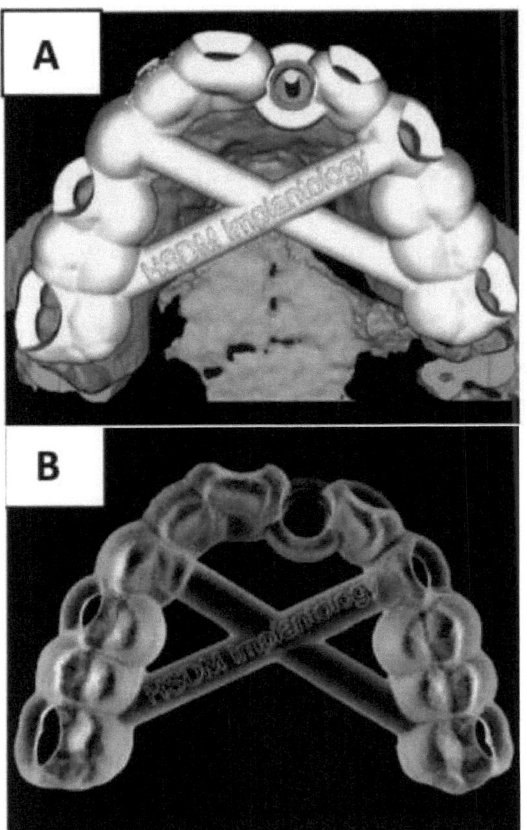

Figura 32: - A. Desenho digital de um guia cirúrgico, B. Guia cirúrgico impresso em 3D impressa em 3D

Cortesia: - Gallucci GO, Evans C, Tahmaseb A. Digital Workflows in I ¡ Implantodontia. Quintessenz Verlag 2019; 11:1-299.

1. Etapas protéticas do fluxo de trabalho digital

Após uma osseointegração bem sucedida, são efectuados exames IOS para transferir a posição do implante da cavidade oral para o laboratório digital (fig. 33, 34, 35).[83, 85, 86]

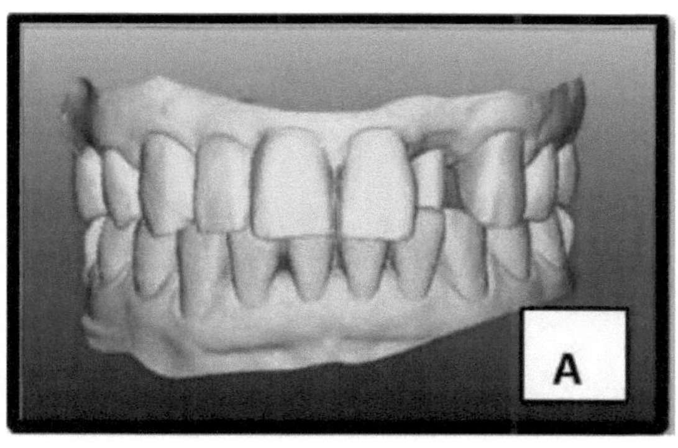

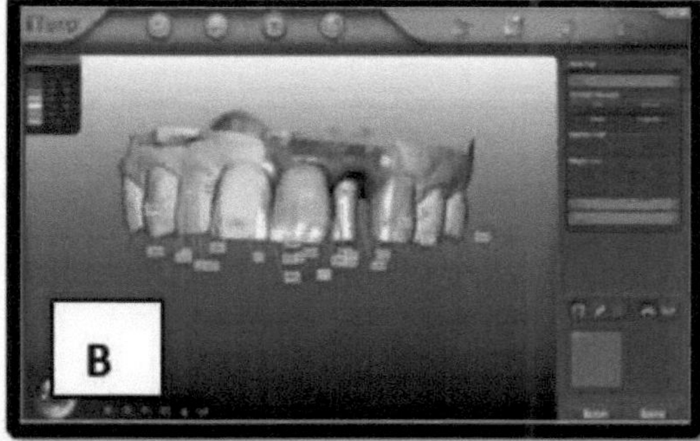

Figura 33: - A. Digitalização IOS da área de interesse com réplica do corpo de controlo, B. Janela de avaliação IOS (sombra).

Cortesia: - Gallucci GO, Evans C, Tahmaseb A. Fluxos de trabalho digitais em Implantodontia. Quintessenz Verlag 2019; 11:1-299.

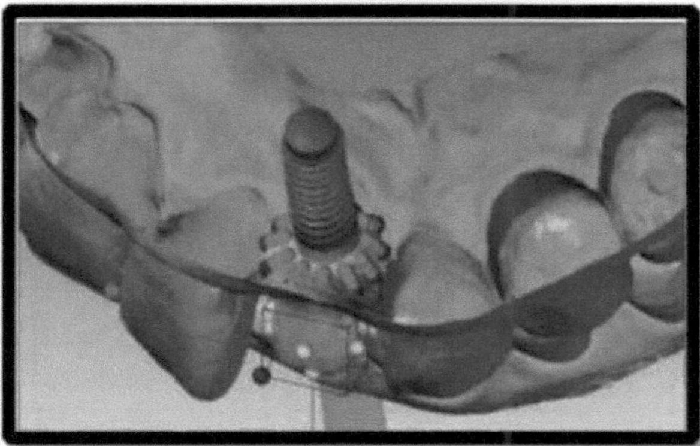

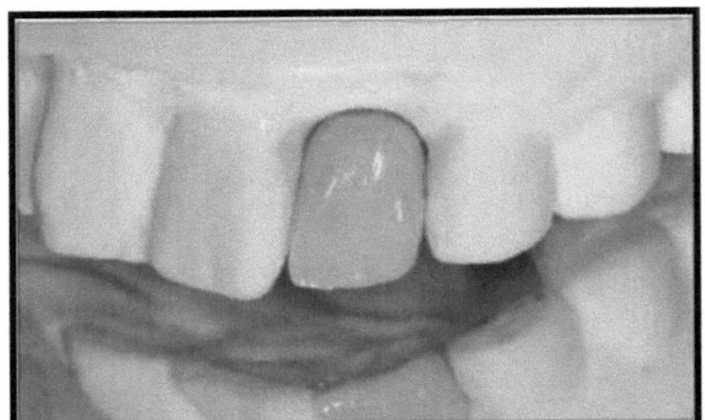

Figura 34: -A. Captura de ecrã da estação CAD mostrando uma estrutura de coroa de implante único a ser desenhada. Pontos verdes: Ferramenta de modificação para a área transmucosa da estrutura. Pontos amarelos: Ferramenta de modificação para a área coronal da estrutura,B. Coroa de implante CAD/CAM adaptada num modelo fresado
Cortesia: - Gallucci GO, Evans C, Tahmaseb A. Fluxos de trabalho digitais em Implantodontia. Quintessenz Verlag 2019; 11:1-299.

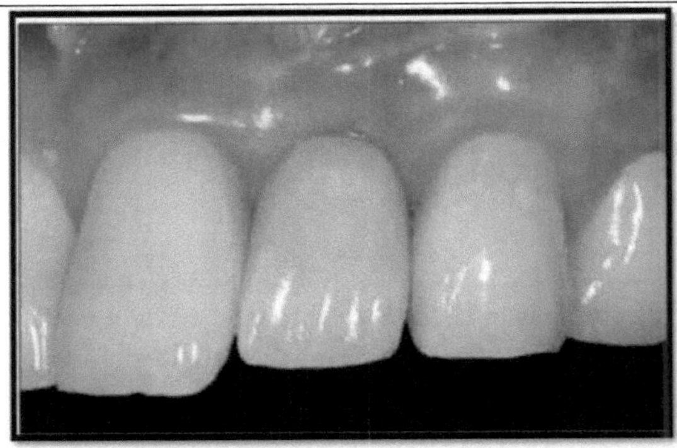

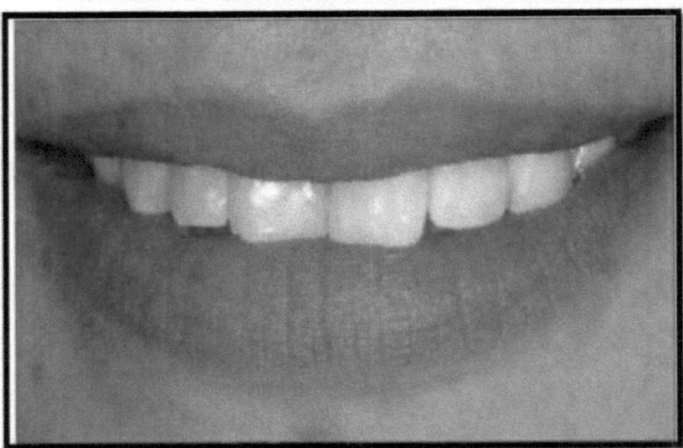

Figura 35: -Vista de perto do encaixe intra-oral da coroa de implante CAD/CAM.
Cortesia: - Gallucci GO, Evans C, Tahmaseb A. Fluxos de trabalho digitais em Implantodontia. Quintessenz Verlag 2019; 11:1-299.

A lista de verificação que a equipa de tratamento deve considerar para o fluxo de trabalho digital é apresentada no quadro 11.[48]

Componentes do processo para o fluxo de trabalho digital

CBCT	Disponível com um pacote de software adequado
Tecnologia de digitalização de superfícies	Disponível com um formato de ficheiro compatível
Corpo de controlo	Design reconhecível na biblioteca de software digital
Análogo de laboratório	Disponível e compatível com o software de construção de modelos
Biblioteca digital de implantes	Disponível com as últimas actualizações para toda a gama de implantes em utilização
Biblioteca protética digital	Componentes genuínos compatíveis com o implante escolhido
Componentes de implantes fornecidos pelos fabricantes	Disponível para o desenho protético digital selecionado e para a escolha do implante

Quadro 11: - Fluxo de trabalho digital

Por favor: - Chan HL, Misch K, Wang HL. Imagens dentárias no planeamento do tratamento com implantes. Implant Dent 2010;19(4):288-98.

RESUMO E CONCLUSÃO

A implantologia dentária é uma disciplina protética com uma componente cirúrgica", afirma o Dr. Burt Melton. Cada vez mais, à medida que as necessidades estéticas dos pacientes se tornaram dominantes, a avaliação da localização e colocação de implantes dentários utilizando várias técnicas de imagiologia tornou-se de extrema importância. Durante anos, muitos ofereceram próteses fixas como a única opção de tratamento para a falta de um único dente. Atualmente, muitos dentistas generalistas vêem isso como uma oportunidade para um implante de um único dente, que está a tornar-se amplamente reconhecido como o melhor tratamento para substituir um dente com a utilização de uma modalidade de imagiologia precisa, bem como de várias tecnologias inovadoras relacionadas com implantes dentários, proporcionando um aspeto atraente do produto acabado.

O planeamento adequado é absolutamente primordial para o sucesso em qualquer empreendimento, e ter um plano sólido antes do início do tratamento com implantes não é exceção. Com a utilização de modalidades de imagiologia adequadas, podemos identificar as dimensões e as deficiências das regiões ósseas pretendidas, o que, por sua vez, permite ao médico modificar a colocação ideal do implante para o sucesso da prótese. Com a localização exacta das estruturas vitais conhecida, permite aos médicos planear zonas seguras durante o tratamento para evitar complicações potencialmente catastróficas.

Em comparação com várias modalidades de imagiologia, a tomografia computorizada de feixe cónico inaugurou uma nova era de precisão no planeamento do tratamento da região oral e maxilofacial. Os clínicos já não têm de se basear em "adivinhações", extrapolando medidas anatómicas a partir de uma imagem 2-D. Os modelos podem ser feitos com base nestas novas imagens 3-D para ajudar os clínicos durante casos cirúrgicos difíceis, especialmente no início das respectivas curvas de aprendizagem. Esta tecnologia permite-nos também medir a altura e a largura do osso, a proximidade de pontos anatómicos e a densidade mineral óssea com valores de cinzento que são quase equivalentes ao valor de HU da TC, tornando-a mais simples e com menor exposição à radiação. A combinação de imagens tridimensionais e um conhecimento profundo das áreas anatómicas permitirá ao médico adquirir um grau de confiança adicional, de modo a evitar a probabilidade de complicações, o que torna o processo de tratamento com implantes menos stressante.

BIBLIOGRAFIA

1. Babbush CA, Hahn JD, Krauser JD, Rosenlicht JD. Implantes dentários: a arte e a ciência. Elsevier Health Sciences; 2010.

2. Marcus SE, Drury TF, Brown LJ, Zion GR. Retenção de dentes e perda de dentes na dentição permanente de adultos: Estados Unidos, 1988-1991. J dent Res. 1996;75(2 suppl):684-95.

3. McCord JF. Falta de dentes: Um guia de opções de tratamento. (Sem título). 2003.

4. Allen PF. Dentes para a vida para adultos mais velhos. Quintessence Publishing Company Limited; 2019.

5. Shah N, Bansal N, Logani A. Avanços recentes nas tecnologias de imagem em medicina dentária. World J Radiol. 2014;6(10):794-807. doi: 10.4329/wjr. v6.i10.794. PMID: 25349663; PMCID: PMC4209425.

6. Shah P, Zalavadia K. Avanços recentes na imagiologia dentária. Sch J Dent Sci, 2021 ;8(6): 1-6.

7. Peeran SW, Ramalingam K. Essentials of periodontics & oral implantology (Fundamentos de periodontia e implantologia oral). Publicação Saranraj JPS. 2021.

8. Newman MG, Takei H, Klokkevold PR, Carranza FA. Periodontologia clínica de Carranza. Elsevier health sciences; 2011.

9. Tolstunov L, editor. Técnicas Essenciais de Aumento do Osso Alveolar em Implantologia: Um Manual Cirúrgico. John Wiley & Sons; 2022. Academia Americana de Periodontologia. Glossário de termos periodontais. Academia Americana de Periodontologia; 1992.

10. Omi M, Mishina Y. Roles of osteoclasts in alveolar bone remodeling. genesis. 2022;60(8-9): e23490.)

11. Nandal S, Ghalaut P, Shekhawat H, Nagar P. Osseointegração em implantes dentários: uma revisão da literatura. Indian J Applied Research 2014;7(4):411-3.

12. Koppolu DM, Bathini LA. Osseointegração em implantes: uma revisão. J Res Adv Dent 2014;3(3):67-72.

13. Lekholm U, Zarb GA. Seleção e preparação dos doentes. In: Branemark PI, Zarb GA, Albrektsson T, editores. Tissue-Integrated Prostheses: Osseointegração em Medicina Dentária Clínica. Chicago: Quintessence; 1985. p. 199-209.

14. Zafar M, Khurshid Z. Dental implants: materials, coatings, surface

modifications and interfaces with oral tissues (Implantes dentários: materiais, revestimentos, modificações de superfície e interfaces com
24. tecidos orais). Woodhead Publishing; 2020.

15. Jalaluddin M, Sam G, Abd-Ellatif El-Patal M, et al. Avaliação da dimensão do rebordo alveolar utilizando várias técnicas antes da colocação de implantes: Um estudo comparativo. World J Dent 2020;11(4):1-5.

16. Chowdhary R, Chandraker N. Método de diagnóstico simples para avaliar o osso disponível para a colocação imediata de implantes numa cavidade extraída. J Oral Implantol. 2011;37(4):473-6. doi: 10.1563/AAID-JOI-D-09-00111. Epub 2010 PMID: 20690855.

17. Gulsahi A. Avaliação da qualidade do osso para implantes dentários. Rijeka: InTech. 2011:437-52.

18. Drage NA, Palmer RM, Blake G, Wilson R, Crane F, Fogelman I. Uma comparação da densidade mineral óssea na coluna vertebral, anca e maxilares de indivíduos desdentados. Clin Oral Implants Res. 2007;18(4):496-500.

19. Huynh-Ba G, Pjetursson BE, Sanz M, Cecchinato D, Ferrus J, Lindhe J, Lang NP. Análise das dimensões da parede óssea do alvéolo na maxila superior em relação à colocação imediata de implantes. Clin Oral Implants Res. 2010;21(1):37-42.

20. Singh AV. Implantologia clínica. Elsevier Ciências da Saúde; 2013.

21. Caballero B, Finglas P, Toldrá F. Encyclopedia of food and health. Imprensa académica; 2016;181-185

22. Ribeiro-Rotta RF, Pereira AC, Oliveira GH, Freire MC, Leles CR, Lindh C. Levantamento exploratório dos métodos de diagnóstico para avaliação da qualidade óssea utilizados por especialistas brasileiros em implantes dentários. J Oral Rehabil. 2010;37(9):698-703. doi: 10.1111/j.1365-2842.2010.02102. x. Epub 2010. PMID: 20492434.

23. Juodzbalys G, Kubilius M. Classificação clínica e radiológica da anatomia do maxilar no tratamento com implantes dentários endósseos. J Oral Maxillofac Res. 2013;4(2): e2.doi:10.5037/jomr.2013.4202. PMID: 24422030; PMCID: PMC3886111.

Jayadevappa BS, Kodhandarama GS, Santosh SV. Imagiologia de implantes dentários. J Oral Health Res. 2010;1(2):50-62. 25.

25. El Askary AE. Considerações de diagnóstico para a terapia de implantes estéticos. Fundamentos de Implantologia Estética. 2007:13-78.

26. Misch CE, Resnik R. Misch's evitando complicações em implantologia oral. Elsevier Ciências da Saúde; 2017; p.1-2402.
27. Monsour PA, Dudhia R. Radiografia e radiologia de implantes. Aust Dent J 2008; 53 doi: 10.1111/j.1834-7819.2008.0003711-25.
28. Norton MR, Gamble C: Bone classification: an objective scale of bone density using the computerized tomography scan, Clin Oral Implants Res 12:79-84, 2001.
29. Chougule VN, Mulay A, Ahuja BB. Estudo de caso clínico: modelação da coluna vertebral para cirurgias minimamente invasivas da coluna vertebral (MISS) utilizando prototipagem rápida. Bone (CT). 2018; 226:3071.
30. Mah P, Reeves TE, McDavid WD. Derivação de unidades Hounsfield utilizando níveis de cinzento em tomografia computorizada de feixe cónico. Dentomaxilofac Radiol. 2010;39(6):323-35
31. Katsumata A, Hirukawa A, Okumura S, Naitoh M, Fujishita M, Ariji E, Langlais RP. Efeitos dos artefactos de imagem na densidade do valor de cinzento na tomografia computorizada de feixe cónico de volume limitado. Oral Surg Oral Med Oral Pathol Oral Radiol Endod. 2007;104(6):829-36. doi: 10.1016/j.tripleo.2006.12.005. Epub 2007. PMID: 17448704.
32. Armstrong RT. Aceitabilidade da TC de feixe cónico vs. TC multidetectores para a construção de modelos anatómicos 3D. J Oral Maxillofac Surg. 2006;64(9):37.
33. Miles D, Danforth R. Um guia clínico para compreender a imagiologia volumétrica de feixe cónico (CBVI). Publicação revista por paresAcademia de Terapêutica Dentária e Estomatologia. 2008.
34. Mosby Elsevier, St. Louis (MO); 2008. 10. Gulsahi A: Avaliação da qualidade óssea para implantes dentários. Implant Dentistry - The Most Promising Discipline of Dentistry. Turkyilmaz I (ed): IntechOpen, Londres, Reino Unido; 2011. 437-39. 10.5772/16588 11.
35. Angelopoulos C, Aghaloo T. Tecnologia de imagiologia no diagnóstico de implantes. Dent Clin North Am 2011;55(1):141-58.
36. Eguren M, Holguin A, Diaz K, Vidalon J, Linan C, Pacheco- Pereira C, Lagravere Vich MO. Podem os valores de cinzento ser convertidos em unidades Hounsfield? Uma revisão sistemática. Dentomaxillofac Radiol 2022;51(1):20210140.
37. Patrick S, Birur NP, Gurushanth K, Raghavan AS, Gurudath S.

Comparação dos valores de cinzento da tomografia computorizada de feixe cónico com as unidades hounsfield da tomografia computorizada multislice: Um estudo in vitro. Indian J Dent Res 2017;28(1):66
38. Selvaraj A, Jain RK, Nagi R, Balasubramaniam A. Correlação entre os valores de cinzento dos tomogramas computorizados de feixe cónico e Unidades Hounsfield de tomogramas computorizados: Uma revisão sistemática e meta-análise. Imaging Sci Dent. 2022;52(2):133-140.
39. Razi T, Niknami M, Alavi Ghazani F. Relação entre a unidade Hounsfield em tomografia computadorizada e a escala de cinza em CBCT. J Dent Res Dent Clin Dent Prospects 2014;8(2):107-10.
40. Nagarajan A, Perumalsamy R, Thyagarajan R, Namasivayam A. Diagnóstico por imagem para terapia de implantes dentários. J Clin Imaging Sci 2014;4-8.
41. Kircos LT: Preprosthetic imaging in prospective, Chicago, 1990, University of Chicago Press.
42. Resnik RR, Misch CE. Imagens radiográficas em implantologia dentária. Dental Implant Prosthetics (Prótese de implante dentário). 2015:126-58.
43. Gupta S, Patil N, Solanki J, Singh R, Laller S. Imagiologia de implantes orais: Uma revisão. Malays J Med Sci. 2015;22(3):7-17. PMID: 26715891; PMCID: PMC4681716.
44. Bagchi P, Joshi N. Papel da avaliação radiográfica no tratamento planeamento para implantes dentários: Uma revisão. J Dent Allied Sci. 2012;1(1):21-5.
45. Chan HL, Misch K, Wang HL. Imagens dentárias no planeamento do tratamento com implantes. Implant Dent 2010;19(4):288-98.
46. Salian SS, Subhadarsanee CP, Patil RT, Dhadse PV, SALIAN SS, Subhadarsanee C, Dhadse P Avaliação radiográfica em pacientes com implantes: Uma revisão. Cureus. 2024 Feb 23;16(2).
47. Tyndall DA, Brooks SL. Selection criteria for dental implant site imaging: a position paper of the American Academy of Oral and Maxillofacial radiology (Critérios de seleção para imagiologia do local do implante dentário: um documento de posição da Academia Americana de Radiologia Oral e Maxilofacial). Oral Surg Oral Med Oral Pathol Oral Radiol Endod. 2000;89(5):630-7. doi: 10.1067/moe.2000.106336. PMID: 10807723.

48. Harris D, Buser D, Dula K, et al. Diretrizes da E.A.O. para a utilização de imagens de diagnóstico em implantologia dentária. Um workshop de consenso organizado pela Associação Europeia de Osteointegração no Trinity College de Dublin. Clin Oral Implants Res. 2002; 13:566-570.

49. Bhatia HP, Goel S, Srivastava B: Denta Scan. J Oral Health Comm Dent. 2012, 6:25-7. 10.5005/johcd-6-1-25 9. Benson BW, Shetty V: Oral Radiology: Implants Principles and Interpretation (Sexta Edição).

50. McCrea SJ. Radiografias pré-operatórias para implantes dentários - estão a ser seguidos os critérios de seleção do ? British dental journal. 2008;204(12):675-82.

51. Frederiksen NL. Diagnóstico por imagem em implantologia dentária. Oral Surg Oral Med Oral Pathol Oral Radiol Endod. 1995 ;80(5):540- 54. doi: 10.1016/s1079-2104(05)80153-2. PMID: 8556464.

52. Manisundar N, Saravanakumar Hemalatha BV, Manigandan T, Amudhan A. Imagiologia de implantes - Uma revisão da literatura. Biosci Biotechnol Res ASIA. 2014;11(1):179-87.

53. Mupparapu M, Singer SR. Imagiologia de implantes para o dentista. J Can Dent Assoc. 2004;70(1):32. PMID: 14709253.

54. Pendlebury ME, Horner K, Eaton KA. Critérios de seleção para radiografia dentária. Faculty of General Dental Practitioners (Reino Unido) e Royal College of Surgeons of England; 2004.

55. White SC, Pharoah MJ. Radiologia Oral de White e Pharoah: Princípios e Interpretação. Elsevier Ciências da Saúde; 2018.

56. Karjodkar FR. Fundamentos da radiologia oral e maxilofacial. Jaypee Brothers Medical Publishers; 2019.

57. Dula K, Mini R, van der Stelt PF, et al. A avaliação radiográfica de pacientes com implantes: Critérios de tomada de decisão. Int J Oral Maxillofac Implants. 2001;16: 80-89.

58. Lecomber AR, Yoneyama Y, Lovelock DJ, Hosoi T, Adams AM. Comparação da dose no paciente de protocolos de imagiologia para planeamento de implantes dentários utilizando radiografia convencional e tomografia computorizada. Dentomaxilofac Radiol. 2001;30(5):255-9.

59. Truhlar RS, Morris HR, Ochi S. Uma revisão da radiografia panorâmica e a sua potencial utilização em implantologia dentária. Implant Dent 1993; 2(2):122-30.

60. Dove SB, McDavid WD: Digital panoramic and extra oral imaging,

Dent Clin North Am 37:541-551, 1993.
61. Wyatt CCL, Pharoah MJ. Técnicas de imagiologia e interpretação de imagens para o tratamento com implantes dentários. Int J Prosthodont 1998; 11: 442 ± 452.
62. Jaju PP, Suvarna PP. TC dentária em Implantologia. TC dentária terceiro olho em implantes dentários. 2012.
63. Frederiksen NL. Imagiologia avançada. In: SC White, Pharoah MJ, editores. Oral Radiology Principles and Interpretation (Princípios e interpretação da radiologia oral). St. Louis, Missouri: Mosby, Elsevier; 2009. p. 207-24.
64. Guerrero ME, Noriega J, Jacobs R. Planeamento pré-operatório de implantes tendo em conta as necessidades de enxerto ósseo alveolar e a previsão de complicações utilizando imagens panorâmicas versus imagens CBCT. Imaging Sci Dent 2014;44: 213-220.
65. Jacobs R, Salmon B, Codari M, Hassan B, Bornstein MM. Tomografia computorizada de feixe cónico em implantologia: recomendações para utilização clínica. BMC saúde oral. 2018; 18:1-6.,
66. Mukherji A, Singh MP, Nahar P, Goel S, Mathur H, Khan Z. Porque é que a CBCT é imperativa para a colocação de implantes. Jornal da Academia Indiana de Medicina Oral Radiol. 2019;31(4):363-9.
67. Saavedra-abril JA, Balhen-Martin C, Zaragoza-Velasco K, Kimura-Hayama ET, Saavedra S, Stoopen ME. TC dentária multisecção para a colocação de implantes orais: técnica e aplicações. Radiographics. 2010;30(7):1975-91.
68. Hatcher DC, Dial C, Mayorga C. TC de feixe cónico para avaliação pré-cirúrgica de locais de implantes. J Calif Dent Assoc. 2003;31(11):825-33. PMID: 14696834.
69. Liu J, Chen HY, DoDo H, Yousef H, Firestone AR, Chaudhry J, Johnston WM, Lee DJ, Emam HA, Kim DG. Eficácia da tomografia computorizada de feixe cónico na avaliação da qualidade óssea para um planeamento ótimo do tratamento com implantes. Implant Dent. 2017;26(3):405-411. doi: 10.1097/ID.0000000000000542. PMID: 28125517
70. Bornstein MM, Scarfe WC, Vaughn VM, Jacobs R. Tomografia computorizada de feixe cónico em implantologia dentária: Uma revisão sistemática centrada nas diretrizes, indicações e riscos de dose de radiação.

Int J Oral Maxillofac Implants 2014;29(Suppl.):55-77.
71. Kaeppler G, Mast M. Indicações para a tomografia computorizada de feixe cónico na área da cirurgia oral e maxilofacial. Int J Comput Dent 2012;15: 271-286.
72. Schropp L, Stavropoulos A, Gotfredsen E, Wenzel A. Comparação da tomografia panorâmica e da tomografia transversal convencional para a seleção pré-operatória do tamanho do implante. Clin Oral Implants Res. 2011;22(4):424-9. doi: 10.1111/j.1600- 0501.2010.02006. x. Epub 2010. PMID: 21054555.
73. Klokkevold PR. Tomografia computorizada de feixe cónico para o paciente com implantes dentários. J Calif Dent Assoc. 2015;43(9):521-30. PMID: 26820009.
74. Rios HF, Borgnakke WS, Benavides E. A utilização da tomografia computorizada de feixe cónico na gestão de pacientes que necessitam de implantes dentários: Uma Revisão das Melhores Evidências da Academia Americana de Periodontologia. J Periodontol. 2017;88(10):946-959. doi: 10.1902/jop.2017.160548. PMID: 28967330.
75. Almog DM, LaMar J, LaMar FR, LaMar F. Imagens dentárias baseadas em tomografia computorizada de feixe cónico para planeamento de implantes e orientação cirúrgica, Parte 1: Implante único na região molar mandibular. J Oral Implantol. 2006;32(2):77-81. doi: http://dx.doi. org/10.1563/789.1
76. Lingam AS, Reddy L, Nimma V, Pradeep K. "Dental implant radiology"-Emerging concepts in planning implants. J Orofac Sci. 2013;5(2):88-94.
77. Clark DE, Danforth RA, Barnes RW, et al: Radiation absorbed from dental implant radiography: a comparison of linear tomography, CT scan, and panoramic and intra-oral techniques, J Oral Implantol 3:156-164, 1990.
78. Pauwels R. Cone beam CT for dental and maxillofacial imaging: A dose é importante. Radiat Prot Dosimetry 2015; 165:156-161.
79. Venkatesh E, Elluru SV. Tomografia computorizada de feixe cónico: noções básicas e aplicações em medicina dentária. J Istanb Univ Fac Dent. 2017;51(3 Suppl 1): S102-S121. doi: 10.17096/jiufd.00289. PMID: 29354314; PMCID: PMC5750833.
80. Pauwels R, Beinsberger J, Collaert B, et al; Consórcio do Projeto

sedentexct. Intervalo de dose efectiva para scanners de tomografia computorizada de feixe cónico dentário. Eur J Radiol 2012; 81:267-271.

81. Ekestubbe A, Thilander A, GroÈndahl K, GroÈndahl H-G. Doses absorvidas da tomografia computorizada para cirurgia de implantes dentários: comparação com a tomografia convencional. Dentomaxillofac Radiol 1993; 22: 13 ± 17.

82. Gallucci GO, Evans C, Tahmaseb A. Fluxos de trabalho digitais em Implantodontia. Quintessenz Verlag 2019; 11:1-299.

83. Fortin T, Champleboux G, Bianchi S, Buatois H, Coudert JL. Precisão da transferência do planeamento pré-operatório de implantes orais com base em imagens de tomografia computadorizada de feixe cónico através de uma máquina de perfuração robótica. Clin Oral Implants Res. 2002;13(6):651-656. doi: 10.1034/j.1600- 0501.2002. 130612.x

84. Academia de Prótese Dentária. Comité de Nomenclatura. Glossário de termos protéticos. Journal of Prosthetic Dentistry, CV Mosby; 1987.

85. Sarment D, Sukovic P, Clinthorne N: Precisão da colocação de implantes com uma guia cirúrgica estereolitográfica, Int J Oral Maxillofac Implants 18:571-577, 2003.

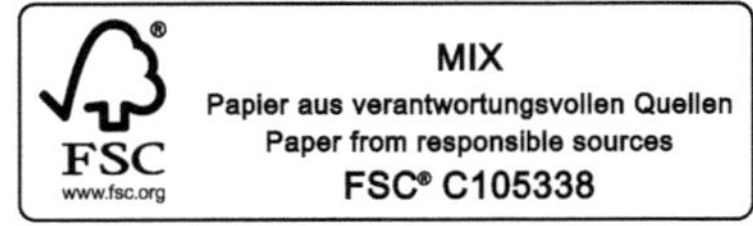

Printed by Books on Demand GmbH, Norderstedt / Germany